がんの逆襲

医師 近藤 誠
makoto kondo

X-Knowledge

Question

がんは逆襲するって本当ですか？

Answer

本当です。

▼がんの予防も治療も、間違いだらけ。叩くとキバをむく「がんの逆襲」恐るべし

本書は、がんと闘わず、ラクに長生きするための心得集です。

がんの9割を占める「固形がん」（胃がん、肺がん、大腸がん、乳がんのような、かたまりを作るがん）と、うまく共生する方法をお伝えします。

「がん細胞も身内だから、無理に治療しないで、上手につき合う方がいいんですね。目からウロコです！」

これは、拙著『がん治療に殺された人、放置して生きのびた人』（エクスナレッジ）に寄せられた読者の声。

まさにそのとおりです。

がんは、むやみに手出しをすると思わぬ反撃に出て、体を不自由にします。

叩くとキバをむいて、あなたを逆襲してくるのです。

ＣＴ検査でがんになる。

手術や抗がん剤治療で免疫力が落ちる。転移が早まる。放射線のかけすぎで骨折する。

うつ、ボケ、不眠、ケモブレイン（薬害で脳機能が低下）などに見舞われる。

激やせして体調不良や感染症を招く。

痛み、しびれ、尿漏れ、脱毛などの後遺症、副作用に一生苦しむこともある…。


がんを見つけ出そう、やっつけようとすると、しっぺ返しのようにおきる災難をひっくるめて、僕は「がんの逆襲」と呼ぶことにしました。

手術をするとがんが暴れる…外科医たちのヒソヒソ話が教える「切ってはいけない」

がんの逆襲がいちばんわかりやすいのは、手術です。

手術とは、メスで皮膚を切り裂き、胸やお腹に手を入れる行為。

体にとっては「人工的な大ケガ」なのです。

特にがんでは胃、肺、食道、大腸、前立腺、乳房、子宮などを大きく切ったり丸ごと全摘した上、リンパ節までごっそり取るような大手術になりやすい。

「手術をするとがんが暴れる」「空気に触れたからがんが怒った」。

外科医たちは昔から仲間うちでヒソヒソと言い交わしてきました。

みんな経験的に、メスを入れるとがんがよく急に勢いづいて、再発や死期が早まることを知っているからです。ただし空気は無関係です。

メスが入って血管が切れると、血液とともにがん細胞も流れ出て傷口に取り付きます。そこでがん細胞が爆発的に増えて、僕が「局所転移」と呼ぶ再発がおきる。

進行の速さで知られるスキルス胃がんで逝った、テレビ司会者・逸見政孝《いつみまさたか》さん。その知人が以前、僕の外来にみえました。最初の手術のあと見せてくれた逸見さんのお腹は、傷跡をがんがびっしり覆って、赤黒く固く盛り上がっていたそうです。

逸見さんは再手術で臓器を3キロ摘出されたあげく、3カ月で亡くなりました。

▼ 手術の刺激で転移が目ざめる。手術ミス。抗がん剤で急死。放射線過多で骨折…

手術に刺激されて転移・再発がおきる逆襲も、よくあります。

女優の八千草薫《やちぐさかおる》さんは人間ドックですい臓がんが見つかり、全摘手術のあと1年で肝臓に再発。10カ月後に他界しました。

女優の川島《かわしま》なお美さん（胆管がん）、元横綱・千代の富士《ちよのふじ》（九重親方。すい臓がん）も元気そのものだったのに手術後数カ月で再発し、1年で亡くなっています。

また特に肺、胃、大腸、子宮などは、早期がんでもメスが入ると深刻な合併症・後遺症がおきやすく、命取りになることもあります。

俳優の渥美清《あつみきよし》さんは、肝臓から転移した肺がんの手術後、4日で永眠しました。

歌舞伎役者の18代目・中村勘三郎《なかむらかんざぶろう》さんは、食道がんの全摘手術から数日後に肺に消化液が逆流して肺水腫に陥り、4カ月で逝きました。

医療ミスも恐ろしい。大学病院やがんセンターで腹腔鏡手術を受けたがん患者が、何人も死んだ事件がありましたね。外科医の手元はよく狂います。

手術以外の治療法でも、がんの逆襲は数限りなくおきます。

たとえば、抗がん剤の毒性で正常細胞の方がやられて急死する。

ピアニストの中村紘子《なかむらひろこ》さんは、大腸がんの手術後の抗がん剤治療について「全く副作用がなく、仕事も再開できた」と喜んでいましたが、急死しました。

医者が「今の抗がん剤は副作用がラク」と言うのはクスリで吐き気などを抑えているだけで、毒性は同じ。つらくないからと打ち続けて急死する人が増えています。

また放射線のかけすぎも、皮膚や臓器、骨がもろくなるという逆襲を招きます。

女優の樹木希林《きききりん》さんは乳がんの全摘手術後、全身13か所に再発し、合計30か所に放射線治療をしました。転んで太ももの付け根を骨折して手術後、1カ月で永眠。

放射線の線量が多すぎて大出血や骨折をした人を、僕は数多く知っています。

▼命を奪う「本物のがん」と、転移しない「がんもどき」。最初に運命が分かれる

以上は「がんの逆襲」の氷山の一角です。

しかも、**逆襲されて反撃しても全く勝ち目がありません。**

がん細胞は、あなた自身の正常細胞の遺伝子が突然変異して生まれる身内です。

「2、4、8…」と2分裂しつつ無限に増え続ける能力を持ち、血液にのって全身あちこちに取り付いて、ひたすら増大します。これが「転移」です。

たった1ミリのがんに、がん細胞は百万個も詰まっています。


がん（悪性腫瘍）の判定は、細胞を顕微鏡で見た「顔つき」で決まる。

細胞の形がゆがんでいて顔つきが悪いと「がん」と診断されます。

ややこしいのは、同じ悪人ヅラの「がん」が、転移して命を奪う「本物のがん」と、僕が「がんもどき」と呼ぶ無害なニセがんに分かれるのです。

がんにはiPS細胞で有名になったおおもとの幹細胞があって、生まれた瞬間「本物」か「もどき」かの性質が決まります。

「本物のがん」は0・1ミリ以下のときから転移し始め、人間が「早期発見」できる1センチ前後に育ったときにはとっくに、全身あちこちに転移が隠れています。
だから**本物のがんは、どんな治療をしても再発してくる。**

がんにニセモノがあることは、欧米では常識。過剰治療の悲劇

一方「がんもどき」は、転移能力のないおでき。

欧米では、がんにニセモノがあることは常識です。

前立腺がんや乳がんを検診で大量に見つけて切っても、がん死は減らない。

つまり「早期発見で治る」のはニセがんだけとわかり、前立腺がんのPSA検査や、乳がんのマンモグラフィ検査をやめるよう、政府機関が勧告しています。

胃や肺の集団がん検診も「がん死を減らせる証拠がない」と、行われていません。


しかし、日本では今も「早期発見・早期治療」イケイケです。

特に採血のみのPSA検査は広く行われ、年間10万人近く、30年前の10倍以上もの人が前立腺がんと診断されて、「男性のがん」のトップに迫っています。

無数の「前立腺がんもどき患者」が、デメリットしかない過剰治療で前立腺を切られて、一生オムツ人生になったり、抗がん剤治療で早死にしています。

将棋の米長邦雄《よねながくにお》さんは、PSA検査で前立腺がんが見つかるとすぐ放射線治療。数年後に

再びＰＳＡ値が上がると抗がん剤治療に突入し、数カ月で亡くなりました。

「がんが小さいうちに見つかったから治った。私はラッキー」と喜んでいる人は、おできをがんと診断され、過剰治療で体を痛めて、損をしたのです。

▼「がん死は20年後も減らない」という衝撃。「本物のがん」に医療は歯が立たない

「最先端医療で、人類はもうすぐがんを克服する」と信じている人は多いですね。

でも日本人のがん死は増え続けて、ここ40年、国民の死因の1位。

さらに20年後もがん死は減らないと、国立がん研究センターが予測しています。

どんなに医療が進歩しても、「本物のがん」は治せない……。

ここで「がんは病気ではなく老化現象」と、頭を切り替えましょう。

がんを生み出す「遺伝子の傷」は、年をとるほど増えるので、がんも増える。80歳以上のかたのご遺体を解剖すると、ほぼ全員にがんが見つかります。

がんと闘うより老化として受け入れた方が、ずっとラクに生きられます。

僕は医者になって半世紀、合計4万人以上のがん患者を診てきました。

ほかの医者と違うのは、がんを治療する人だけでなく、何年も様子をみたり、がんを治療しない人の経過も数多く診てきたこと。

慶應大学病院時代には、がんを放置した数百人の患者さんを最長24年、定期的に診ました。がんの種類は胃がん、大腸がん、前立腺がん、食道がん、肺がん、乳がん、子宮がん、腎臓がん、膀胱がん、卵巣がんなど。

大学病院のような巨大医療機関で、これほど多彩な「がん放置」患者を長年診てきた医者は、世界中で僕ひとりだと思います。

また東京・渋谷の「近藤誠セカンドオピニオン外来」には、開設8年で1万人の患者さんがみえて、全国各地のがん治療の「今」が、手に取るようにわかります。

「病院によく行く人ほど命を縮めやすい」。これは、僕が今いちばん自信を持って言えることです。

元気なら検査など受けず、がんを無理やり見つけ出さない。
もしもがんが見つかっても、できるだけそっとしておく。
痛みなどの症状が出たときに初めて、それを抑える緩和ケアをしっかりやる。

これを守るだけで、どれだけ生活の質、人生の質を保てるかわかりません。

▼食事療法でやせると体力が弱って、がんが暴れる。体を温めるのも無意味

治療以外でがんの逆襲を招く大きなリスク「食事療法」にも触れておきます。

「残念ながら、新たに直腸がんが見つかりました」

音楽家・坂本龍一《さかもとりゅういち》さんが2021年、直腸がんの手術をしたことを公表しました。その6年前に咽頭がんを患い、アメリカで放射線治療を受けて「寛解（見かけ上がんが消失）」していただけに、「大いに落胆」と、無念をにじませました。

僕は、坂本さんが40代以降「健康オタク」を自認し、玄米と野菜中心の食生活を20年以上守って、長年とてもやせていることも気がかりです。

がんは正常細胞をかきわけて増大するので、肉や乳製品も含めてしっかり食べて、体力をつけることが先決です。なのに、食事療法でやせ細っている人が多すぎます。

元キャンディーズの田中好子《たなかよしこ》さんは十二指腸潰瘍の絶食治療のあと、乳がんの転移が19年目に出て亡くなりました。絶食で体力が落ちて、がんの逆襲を招いたのではないか。

慶應大学病院時代のがん患者さんの中にも、急にがんが激しく増大し始めたと思ったら、僕に隠れて食事療法に熱中していた人が何人もいました。

「がん患者の大半が、栄養不足による感染症で死んでいる」

と、藤田保健衛生大学の東口高志《ひがしぐちたかし》医師が調査報告しています。

とにかく、栄養をしっかり摂ること。

ちなみに「体を温めるとがんが死ぬ」とか「体温を上げると免疫力が上がってがんにならない」というのも根拠のないデマで、ヤケドと熱中症を招くだけです。


健康も命も、人任せや「盲信」では守れません。

大事なのは、直感・知性・理性です。

「今のがん治療はどうもおかしい」「医者の言いなりでは危ないぞ」という直感がまず大切。

その上で、科学的根拠に基づいた知識を増やす（知性）。

考える材料が揃ったら、自分の頭で考えて決める（理性）。

この3つの力が、がんの逆襲をかわす最大の防御になります。


まずは、がんのことを、正しくよく知ること！

そのための知識が、本書にあります。

科学的、実践的な心得を、ぜひ身につけてください。

近藤誠

Question

がんに、逆襲されないためには？

Answer

次の8か条を守ってください。

❶検査を受けない
健診、がん検診、人間ドックが不幸の始まり。

❷病院に近づかない
うかつに受診すると血液検査などされて、がんを見つけられる。

❸「がん」と診断されても、苦痛がないなら忘れる。放置する
中年すぎれば、たいてい体のどこかにがんがある。共生が一番。

❹がんの手術はしない
ステント（拡張器具）、ラジオ波、放射線など、なるべく体を痛めない方法を選ぶ。

❺放射線をかけすぎない
骨転移、舌がん、子宮頸がん、膀胱がんなどに有効だが、線量が多すぎると危険。

❻固形がんに抗がん剤は打たない
抗がん剤、分子標的薬、オプジーボ…すべて延命効果は不明で、毒性が強すぎる。

❼バランスよくなんでも食べる
特に肉、乳製品、卵など動物性たんぱく質をしっかり摂って、正常細胞を丈夫に。

❽本書で知識を身につける
がん放置患者も含む4万人以上を診てきて、つかんだ心得を本書に網羅。

目次

第1章

検査・治療・後遺症・副作用…「がんの逆襲」Q&A

第2章

がんと闘うな！ 近藤誠のセカンドオピニオン

第3章 がんとの共生

ブックデザイン　田中俊輔（ＰＡＧＥＳ）
取材・文　日高あつ子
印刷　シナノ書籍印刷

第 1 章

検査・治療・後遺症・副作用…「がんの逆襲」Q＆A

1

Question

がんの診断で「顔つき」「悪性度」って、どういう意味ですか？

Answer

がんの診断の決め手は、
顕微鏡で見た細胞の形。
これが「顔つき」です。
細胞がいびつで顔つきがよくないと、
「がん(悪性腫瘍)」と診断されます。
「悪性度」は、細胞の顔つきから予想される
「タチの悪さ」の度合いです。

人相が悪くても「いい人」が多いように、
顔つきは「がん」でも人を死なせない「がんもどき」が多数派。

▼人相が悪いと悪人とみなすように、細胞の顔つきで「がん」と診断する

「あなたの場合、非常に顔つきのよくない、悪性度の高いがんなので…」。

え、がんと言われただけでもショックなのに、顔つきが悪い？

がんは悪性腫瘍なのに、さらに悪性度が高い？

頭の中が、まっ白になってしまいますね。

がんの診断では、この「顔つき」「悪性度」という言葉がよく出てきます。


がんはとてもまぎらわしく、誤診の多い病気です。

なにしろ診断の決め手が「細胞の顔つき」。人相が悪いと悪人と決めつけるように、細胞の顔つきがよくないと「がん」と診断するのです。

正常細胞とがん細胞の違いは「秩序」です。正常細胞は「傷口では増殖してふさぐ。治ったら増殖をやめる」などの体のルールを守って分裂し、形も整っています。

一方、がん細胞は暴走族のように勝手に増殖を続けます。形もいびつです。

悪性度が高いほどがんが暴れやすいのだから、なるべくそっとしておく

検査で「PSA値（前立腺がんの腫瘍マーカー）が高い」「肺に影がある」などと言われると、血の気が引きますね。でもこの段階ではあくまで「がんの疑い」です。「確かにがん」の判定は、専門の病理医が病理検査（細胞診・組織診）で行います。

細胞や組織の採り方は、胸水や腹水に針を刺して吸引、前立腺や乳房に針を刺して採る（針生検）、気管支の表面や子宮頸部の粘膜をブラシなどでこすり採るなど。

それを染色して顕微鏡で見て、確定診断をします。

「正常細胞（良性腫瘍）」は見た目が球体など整っていて、大きさも均一です。「がん細胞（悪性腫瘍）」は不揃いで形が崩れ、境界線もギザギザしています。

医者が「顔つきの悪いがん」「悪性度が高い」「タチが悪い」と言うのは、細胞の型崩れがひどくて「進行が速く、転移・再発が起こりやすそうだ」という意味です。

ただ、患者を治療に追い込むためにうそを言ったり、「悪性度が高いから、なにもしないと

すぐ死ぬ」などと脅す医者も多いので、気をつけてください。

あとで詳しくお伝えますが、悪性度が高いということは「治療するとがんが暴れやすい」ということです。なるべくそっとしておくのが正解です。

「上皮内がんは対象外」のがん保険が教える、顔つきはがんでも、がんにあらず

問題は人相が悪くても性格の良い人が多いように、がんにも「顔つきは悪いけどおとなしくて人を殺さない」タイプが多いこと。「がん」の半分以上は転移能力のないニセモノで、僕は「がんもどき」と呼んでいます。

実は日本と欧米では、消化管のがんの判定基準がかなり異なります。胃、大腸、食道にできた、顔つきが悪くて「粘膜内」「上皮内」にとどまる腫瘍は、日本では「がん」。欧米では、がんとは区別してきました。

たとえば大腸がんは、欧米では一般に、「粘膜下層に浸潤（インクが染みるように広がる）したもの」を指すのです。

日本で「粘膜内がん」「上皮内がん」と呼ばれている病変は、典型的な「がんもどき」です。

がん保険を見わたすとよくわかります。上皮内がんは「対象外」「診断給付金が通常のがんの10分の1」「特約が必要」など、よく別ワクで扱われたり、上皮内がんも対象になっていると掛金が高額だったりします。

がん検診や人間ドックでいくらでも見つかる上皮内がんは、実は無害なおでき。それを手厚く保障していたら大損害だと、保険会社はよくわかっているんです。

上皮内がんに限らず、自覚症状もないのに検査で「早期発見」されるがんは9割「がんもどき」です。医者に言われるまま手術して「5年無事だった。治った。ラッキー！」と喜んでいる人は、実は無意味な手術で体を傷めて、損をしたのです。

「がんもどき」なのに、抗がん剤治療までされて早死にする人もよくいます。

もし残り1割の「本物のがん」だったら、治療は危険です。著名人が人間ドックでがんを見つけられて、治療を始めるとすぐ亡くなる悲劇はあとを絶ちませんね。

元気でごはんもおいしいのに「がんが疑われる。精密検査を」と勧められても、右から左に受け流し、細胞の顔つきなんて、決して調べないことです。もちろんそれ以前に、がん検診にも人間ドッグにも近づかないでください。

2

Question

「本物のがん」＝悪性腫瘍、「がんもどき」＝良性腫瘍ですか？
ポリープはいつかがんに変わる？

Answer

いいえ。
「がん（悪性腫瘍）」と診断された腫瘍が、
「本物のがん」「がんもどき」に分かれます。
「本物のがん」は最初から転移が
体じゅうにひそみ、いつか命を奪う。
「がんもどき」は分類・悪性、性質・良性です。
ポリープは良性腫瘍で、がん化はしません。

ポリープは良性腫瘍なのに「がんに変わる」とウソを言って無意味な手術が行われている。

進行しない早期胃がんと、乳がんの乳房温存療法から、がんの常識を疑い始めた

あれ、早期胃がんには放っといてもなかなか進行しないのが、けっこうあるんだ。

僕の中に、がんの常識へのぼんやりした疑問が芽生えたのは1973年に慶應大学医学部を卒業し、放射線科に入局して間もなくでした。半世紀近くも前ですね。

当時、僕は胃の放射線診断学を専門にしようと、医学誌『胃と腸』（医学書院）のバックナンバーをすみずみまで読んでいました。日々の業務では、胃がん検診で「要精密検査」になった人たちのレントゲン撮影と画像診断もよくやりました。

すると「無治療でも大きくならない早期胃がん」の報告や実例とよく出くわすんです。首をひねりつつ「これは例外だろう」と、深く考えませんでした。

当時は「がんを放っておくとどんどん増大して転移して命を奪う。だから早期発見、早期治療が肝心」という医学常識に、どっぷり浸っていましたから。

ただ、芽生えた疑問はくすぶり続けました。

その後79年にアメリカに留学して、乳がんの腫瘍だけ切り取る「乳房温存療法」を知り、比較試験の結果を見て、あ然としました。

「がんを乳房ごと大きく切り取っても、小さく部分切除しても、転移率も生存率も変わらない」というデータが出ていたんです。

▼大手術でも小さく切っても生存率は同じ。つまりがん患者の運命は決まっている

それまで世界中の女性たちが約70年間も、乳がんが見つかると標準治療として、いやおうなく「ハルステッド手術」をされていました。

「乳がんはリンパ節を経由して全身に転移する。疑わしきものは全部切除」という考え方に基づき、乳房、大・小胸筋、ワキの下のリンパ節まで、脂肪もろともえぐるように切り取る。

術後はあばら骨が浮いて見える、過酷な手術でした。

傷跡が無残なだけでなく、リンパ節も切除するのでリンパ液の流れが悪くなり、腕が丸太のようにむくむ、腕が上がらない、しびれるなどの後遺症もひどかった。

女性の一生がメチャメチャになるそんな大手術をしても、小さい手術でも、同じ割合で治

る人は治るし、転移して死ぬ人は死ぬ。

ということは、治療に関係なく、がん患者の運命は最初から決まっているのでは。

そして早期胃がんのことが浮かびました。

無治療でも進行しない「がんのニセモノ」が、実はかなり多いのではないか。

それまで信じきっていた医学常識が、僕の中でガラガラと崩れ始めました。

▼「本物のがん」は有害で命を脅かす。「がんもどき」は無害なおでき

そこからとことん疑問を突き詰めたら、僕の中でがんがきれいに2タイプに分かれて、一気に霧が晴れてきました。

「人を死なせるがんは、検査で見つかるずっと前に全身に転移がひそむ。だから、臓器ごとがんを切り取ってもいずれ転移が出てきて命を奪う」「それに対して、人を死なせないがんには転移能力がなく、おできと同じ」。

それぞれを「本物のがん」「がんもどき」と呼ぶことにしました。

ここで再び整理しておくと、がん(悪性腫瘍)と診断された腫瘍は「本物のがん」と「がん

もどき」、別の言葉で言えば「有害ながん」と「無害ながん」に分かれます。

「本物のがん」は最初から全身に転移がひそみ、治療しても治らない。

「がんもどき」は転移能力がないから、放っといても命を奪わない。

顕微鏡で見たとき、「本物」と「もどき」は全く見分けがつきません。

医学データから逆算すると、転移はがん細胞が生まれてすぐ、0・1ミリ未満のときに始まります。検査でがんが見つかる大きさは1センチ前後。がんが生まれてから5年～20年もたっていて、「本物のがん」なら全身に何百という転移が隠れています。

一方、1センチ前後まで転移できなかった「がんもどき」が、そこから転移能力を持つことは、考えられません。

転移するものは直径1ミリ以前に全身への転移を終えることが明らかになってきています。

また大腸や胃の粘膜にできるイボ状の「ポリープ」は、良性腫瘍。

がんに変わるはずがなく、変わったという証拠も世界にひとつもないのに、日本の医者は「がん化リスクがある」と患者さんを脅して切っています。内視鏡手術でも死ぬこともあるので、気をつけてください。

3

Question

がん検診や人間ドックは
広く行われていますが、
受けない方がいいですか？

Answer

はい。
元気なのにがんを見つけて治療しても、
体を痛めるだけです。
世界では「命が延びることを証明できたがん検診はひとつもない」ことがはっきりして、各国政府が、
がん検診の廃止を勧告しています。

CT被ばく、針生検後の痛みや出血、無用のストレスなど、
検査そのものの害も大きい。

▼コロナ禍で、がん検診を受ける人が半減。手遅れでバタバタ死ぬか？　死なないか？

「備えあれば憂いなし」「転ばぬ先の杖」……。

地震などの自然災害が昔から多かったせいか、日本では「万が一」に備えてしっかり準備しておくことが、社会常識です。

病気への備えにも熱心で、海外にない職場健診、集団がん検診、人間ドックが、日本では半世紀以上も続いてきています。

がん検診や人間ドックは本当に「備え」になっているでしょうか。

コロナ禍で病院に行けない人が増えた2020年、病気、事故、自殺などによる国民の総死亡数は、前年より9373人も減りました(厚労省発表)。

皮肉にも、検査や治療を受けられなかったために、多くの命が救われたんです。

がん検診を受けた人も半減。ジョンソン・エンド・ジョンソン　メディカルカンパニーが20年10月に行った、全国15000人調査では「今年度、がん検診を受けた。受ける予定」の人は、2〜3割にとどまっていました。

果たして、がん検診を受けない人が増えると国民のがん死が増えるのか。がんを見逃がされた人は、手遅れでバタバタ死ぬのか？　死なないのか？

診断後の「5年生存率」が治癒の目安になるので、25年には、がん検診の有効性が明らかになると思います。

▼国ぐるみで40年「早期発見・早期治療」をがんばったのに、がん死は増えるばかり

日本では1980年代から「早期発見・早期治療でがんは治る」と、国をあげてがん検診がプッシュされてきました。

でも、がん死は増えるばかりで40年ずっと「国民の死因」のトップ。ちっとも「治る病気」になっていません。アメリカでのがん死亡率は、90年代からの25年間に27％も減っているのに。

一例を挙げると、日本ではいまだにレントゲン車まで動員して肺がんの集団検診が行われています。欧米では40年前に「やらない」選択をした検診です。

「肺がん死を減らす効果は不明なのに、被ばくのリスクなどデメリットが多い」というデータを知りつつ、日本だけこの40年、集団検診を続けてきました。

いま日本人の全がん中の肺がん死亡数は、男性1位。女性2位という多さです。

また前立腺がんも、血液を採るだけのPSA検査によって、平成の30年間で以前の10倍近い、年間4~5万人も見つかっています。ところが、前立腺がん死亡数は1970年代から半世紀、横ばいなんです。

アメリカでは1万人以上の前立腺がん患者を追跡調査して、政府機関が「PSA検査は無意味」と中止勧告しています。

日本には、PSA発見がんのために前立腺を切除されて一生オムツ生活になったり、ムダな抗がん剤治療で早死にしている人が、いったいどれだけいることか。

▼健康人のがん検診にメリットなし。がんではないのに「過剰診断」で大ダメージ

欧米では「健康人ががん検診をしても寿命へのメリットはない」という認識が広がっています。

世界有数の医学誌『BMJ（英国医師会雑誌）』には、最新の医学データをもとに「命が延びることを証明できたがん検診はひとつもない」と断定する論文が載りました。

たとえば、今まで世界中で「最も効果が確実」とされてきた、大腸がん検診（便潜血検査）でさえ、「4つの臨床試験の結果をまとめたら、検診群で大腸がんの死亡率は16％減っているように見えるが、ほかの原因も含めた総死亡率は変わらなかった」と。

欧米では、乳がんのマンモグラフィ検診も「死亡率を下げる効果がない」という報告が続いています。

米国オレゴン健康科学大学は「過去30年に検診で発見された乳がんの3分の1が過剰診断。米国では130万人が無用な治療を受けてきた」と発表しました。

スイスの医療委員会は「乳がん検診廃止」を勧告しています。

がん検診によって健康な人にがんが見つかると、その後の手術や抗がん剤治療の影響でむしろ不健康になりやすいこと。命を奪わない腫瘍まで「がん」と診断され（過剰診断）、ムダな精密検査や治療で心身を痛めやすいこと。これは国際常識です。

がん検診に殺されないようにしてください。

4

Question

私のがんが「本物」か「もどき」か、見分ける方法を教えて。リンパ節に転移があったら「本物のがん」ですか？

Answer

無症状で、検査で見つかるがんは、ほぼ「もどき」。
すい臓がんは、無症状でもほぼ「本物」。
肺がんは1期でも2～3割「本物」です。
リンパ節転移があっても、ほかの臓器に転移しない「もどき」は多いです。

95％以上「がんもどき」…内視鏡で取れる胃がんと食道がん0（ゼロ）期。膀胱がん0期。マンモのみで見つかる乳がん。PSA発見の前立腺がん。子宮頸がん0期。

がんができた部位、大きさ、ステージから「本物」「もどき」の割合の見当がつく

「私のがんは、本物ですか？　がんもどきですか？」

患者さんに、思いつめた顔で聞かれるたびに僕も緊張します。

「がん」と診断されてから、いつも「もうすぐ死ぬのかも」と考えてしまって、よく眠れない。食べられない。仕事が手につかない…。

そんな悲鳴を聞くたび、「がん宣告」は全く罪作りだと、ため息が出ます。

確かに、身の回りでも有名人にも「がんが見つかって治療を始めたら、あっという間に別人のようにやつれて亡くなった」という話を、あまりによく見聞きしますからね。

でもそれは、無理な治療をするからです。

前にお伝えしたように、「がん（悪性腫瘍）」は、転移能力があって治らない「本物のがん」と、転移能力のない実質良性のおでき「がんもどき」に分かれます。

僕は患者さんに「どちらもできる限り放置するのがベスト」「本物でも、無理な治療をしな

ければ5年、10年、20年と生きられる人は多い。そちらを目ざしましょう」と伝えます。
とはいえ、自分や身内のがんが「本物」か「もどき」かは運命の大きな分かれ道。
「見分ける方法を知りたい」という質問もよく受けるので、まとめてお伝えします。

乳がん、甲状腺がんは「しこり」、膀胱がんは「血尿」があっても「もどき」が多い

がんの診断を確定する、顕微鏡で細胞の顔つきを見る病理検査では、「本物のがん」と「がんもどき」は全く同じに見えます。

しかし、10万時間かけて読み込んだ世界の医学データと、「がん放置患者」も含めて4万人を診てきた経験から、「がん」が見つかった部位、大きさ、進行度（ステージ1～4。1～4期）などから「本物のがん」と「がんもどき」の割合の、おおよその見当をつけられます。

まず「がんもどき」が95％以上のケースは、内視鏡で取れる胃がんと食道がん0（ゼロ）期。膀胱がん0期。PSAで発見される前立腺がん。マンモグラフィのみで見つかる乳がん。子宮頸がん0期など。

また乳がん、甲状腺がんは、しこりがあって見つかっても「もどき」が多いです。血尿や不正出血があって見つかる膀胱がん、子宮体がん、子宮頸がんも、便器が赤く染まったりして度肝を抜かれますが、これも「もどき」が大部分です。

さらに乳がん、甲状腺がん、子宮がんは「がんもどき」の幅が広い。ステージ2までの、浸潤やリンパ節転移が少々見られる程度までは、転移が出てこなくて5年〜10年生きていたら、ほぼ「もどき」です。

肺がん、胃がん、大腸がんを治療したあと5年生きていたら、ほぼ「がんもどき」

症状がないのにがん検診や人間ドックなどの検査で見つかるがんは、ほとんどが「がんもどき」ですが、すい臓がんは、無症状で見つかっても、ほぼ本物です。

肺がんは、せきや血痰などの症状があって見つかるのは、本物が多い。無症状で、がんが肺の中にとどまっている「ステージ1」の肺がんも、2〜3割が本物です。

肺がん、胃がん、大腸がんの「本物」は手術すると転移が暴れやすいので、手術したあと

5年生存していたら、ほぼ「がんもどき」です。手術をしないと「本物」でも転移がずっと眠ったままで、「もどき」のように見えることがあります。

また胃の粘膜内がんは99%以上「もどき」ですが、胃粘膜の下にもぐりこんだものは「ステージ1」でも5%程度が「本物」です。

「ステージ3」は、がんが筋肉の層を超えて深く浸潤してリンパ節転移も見られる状態。立派な進行がんに思えますが、ほかの臓器には転移しないこともよくあります。ステージ3の「がんもどき」を、僕はいくらでも診てきました。そして「ステージ4」。「離れた臓器にも転移が認められる」進行度で、さすがに「がんもどき」の可能性はなくなります。

でも、女優の樹木希林さんは「全身がん」状態で初診から14年、活躍されました。15年、20年と生存された例も、「がん放置」患者さんには珍しくないです。

大切なのは、治そうとしないこと。「がんもどき」は無害だし、「本物のがん」を治す方法は見つかっていません。治そうとがんばると、無理な治療で命を縮めます。

無症状ならなにもしない。症状が出たら痛みを抑える緩和ケアなど「できるだけ生活の質を保ってラクに暮らせる方法を探る」。これが、いちばん賢いがんとのつきあいかたです。

5

Question

がんはなぜ、切っても
転移するんですか？
転移が見つかったら
末期がん？

Answer

むしろ、切るから転移が早まるんです。
「本物のがん」は、おおもとの幹細胞に
転移能力があり、検査で見つかるずっと前に
全身に転移がひそみます。
切ると転移が暴れ出します。
ただ、転移が見つかっただけでは
末期がんとは言いません。

転移は全身にひそみ、増大してくる。だから目に見えるがんを
完全に切除しても、今は見えないがんがいずれ出てくる。

いま目に見えるがんが別の場所に飛んでいくわけではない

「がんを放置するのは勇気がいります。いま切らないと、転移しそうで」

「みんなカン違いしてるんだけど、転移って、いま目に見えるがんが別の場所に飛んでいくわけじゃないんですよ」「えっ?」。

患者さんと、しょっちゅうそんなやりとりをします。

もしも、いつかあなたが「がん」と診断されたら。

ショックで頭はまっ白。医者からは、「転移する前に早く切りましょう」とせかされ、まわりからも「早く治療して」と迫られて、あせって治療になだれこむでしょう。

でも、がんの治療を始めたと思ったら転移が出て亡くなった人が、世間にどれだけ多いか。

たとえばバルセロナ五輪柔道金メダリスト、古賀稔彦《こがとしひこ》さんは体調を崩してがんが見つかり、2020年3月に腎臓を片方切除しました。

抗がん剤もいろいろ試したと伝えられますが、全身に転移が出て、術後1年で逝きました。

「大腸がんが肝臓に転移した」「乳がんが肺に転移した」など、がんには「転移」という言葉がついて回ります。

「転移」とは「最初に見つかったのと同じがんが、別の場所に現れる」こと。

僕の言う「本物のがん」は、もとのがんから離れた臓器への「遠隔転移」がひそむがん。

「ひそむ」と書いたのは、がんが離れた臓器に転移していても、小さいうちはＣＴ検査などで発見できないから。

転移があっても目に見えない、「眠っている状態」にある時期が長いんです。

がんが見つかったとき、転移はとっくに体じゅうにひそんでいる

世界の医学データを見わたすと、「本物のがん」は生まれてすぐ、直径０・１ミリ以下のときから血液に乗って全身に転移し始める、と考えられます。

ｉＰＳ細胞で有名になった、ほぼ無限に分化、増殖できる能力を持つ「幹細胞」。

「がん幹細胞」も近年、続々と発見されています。

がんの病巣には数十億、数百億ものがん細胞が含まれますが、すべてはおおもとの、たった1個のがん幹細胞が2、4、8と2分裂して生まれたもの。

つまり「本物のがんは、もとの幹細胞に転移能力が備わっているがん」です。

がんを「早期発見」できるのは、1個のがん幹細胞が生まれてから5年〜20年がかりで直径1センチ近くに育ったとき。「本物のがん」ならとっくに転移を終えて、全身にひそんでいます。

そして手術をするとよく、まるで目覚めさせられたように、がんが急激に増大してきます。

▼「本物のがん」は血管の壁を食い破る。肺、肝臓、脳、骨に転移しやすい

特に転移先になりやすいのは肺、肝臓、脳、骨など。

体じゅうの血液が流れこみ、毛細血管が多いところに転移しやすいんです。

たとえば肺では、細かい網目状の毛細血管が、炭酸ガスと酸素の交換器。それで、ほかからのがん細胞が血液にのって流れてきて、肺で引っかかりやすい。

肝臓はスポンジのように血液をたっぷり含み、2つの太い血管から酸素と栄養を得ています。肝臓に見つかるがんの9割は、よそからの「転移性肝がん」と言われています。

大腸で吸収された栄養の多くはまず肝臓に運ばれるので、大腸がんは肝臓に転移しやすい。脳と骨髄にも毛細血管がはり巡らされ、転移先になりやすいです。

肺、肝臓、脳は、命と直結した重要臓器。そこにがんが転移して増大していくと進行スピードは人それぞれ全く違いますが、いつか呼吸や解毒や神経機能が止められ、死に至ります。

では、どう転移するのか。がんは上皮や粘膜に発生し、「本物のがん」なら間もなく周囲の血管の壁を食い破り、血液にのって全身を巡り始めます。

次に肝臓や骨の血管壁も食い破り、そこで増殖してかたまりを作る。

これが「遠隔転移」です。

「がん幹細胞」にこの、血管を食い破って転移する能力がないのが「がんもどき」なのです。

遠隔転移が見つかると「4期」になり、がんの進行ステージとしては最終段階です。

でも、そこから20年たって、歩いて僕の外来にみえた患者さんもいます。「余命○カ月」と言われて治療をやめて家に帰ったら、何年も平穏に生きたという話もよく聞きます。

転移が見つかったから、「4期」と言われたから「私はもう末期」と人生を投げてしまうのはもったいない。死の順番は誰にもわからない。生きている今を、大切に過ごしましょう。

6

Question

「標準治療こそ最高の治療」と、主治医に言われたのですが？

Answer

ガイドラインを各専門学会が勝手に決めて、「広く行われている」だけ。むしろ標準治療によって「がんの逆襲」の山が築かれています。

医学データを無視して、必要のない手術や、命を縮めるだけの抗がん剤を患者に押しつけている。

がんの標準治療はいま医者たちのウソで成り立っている

標準治療とは、わかりやすく言うと「最善・最良の治療」のことです……。

こういう自画自賛PRを見かけるたび、目が点になります。

日本の標準治療のリアルは、ガイドラインを各専門学会が勝手に決めて、単に「広く行われている」治療。やらなくていい治療がいろいろと勧められています。

医学は科学なのに、治療法を決める動機には「もうけ主義」が濃厚にからむから。

医者、学会、製薬会社、医療機器メーカー、官僚…みんな、医療のパイを大きくして利益を得たいから「患者増産策」を取り、必要のない治療や薬を患者に押しつけてきたんです。

がんは「手術」「抗がん剤」「放射線」が標準治療ですが、その9割は無意味・有害なので、医者たちがウソをつくことで成り立っています。

「本当のこと」を知らせたら、患者に逃げられ、医療機関がつぶれてしまいますから。

これは国立がん研究センターも、大学病院も、民間の病院もみんな一緒です。

医学的データは無視して、人を死なせない病変をあれもこれも「がん」と診断して、無用の手術や抗がん剤治療に追いこんで、早死にさせています。

患者の命より「採算」重視で日本人のがん死は増える一方

一例を挙げると「がんの転移を防ぐ」と称して、リンパ節をごっそり切り取る「リンパ節かく清」。リンパ管や神経も切れるので後遺症がひどく、患者の人生をメチャメチャにします。世界的に「無意味有害」と結論が出ているのに、日本でだけ盛んに行われています。

また抗がん剤治療のデータをよく調べると、固形がんには延命効果さえありません。なのに、ほとんどの患者が抗がん剤治療を、次から次に受けさせられます。

抗がん剤は高価で、使えば使うほど病院収入が増え、製薬会社がうるおうのも乱発の一因。逆に「もうからない」ことはあと回しです。「このがんに抗がん剤は効かない」とわかっても、ほかの方法を開発しようとはしない。

のちほど詳しくお伝えしますが、抗がん剤の毒性は、健康な人も容赦なく死に至らせます。

結果として標準治療によって「がんの逆襲」の山が築かれ、この40年ずっと、がんは日本人の死因の第1位です。

ただし「がんで死んだ」とされる人の直接の死因は、治療の後遺症や副作用、栄養失調や感染症が多く、本当の「がん死」は少ないんです。

僕は「がん放置患者」数百人診てきましたが、がんでは死なない人が多数派でした。がんではなく「がん治療」の犠牲者が、どれほど多いことか。

▼どんながんにも、治療法はいくつもある。「放置」もすばらしい選択肢

僕の外来にはきょうも「検診でがんが見つかった。医者は、手術と抗がん剤治療しかないの一点張り。でも、親ががんの手術をしてすぐ死んだからどうも気が進まない」「すぐに治療しないと大変なことになる、と脅された」という患者さんが、何人も駆けこんでみえました。

実はどんながんにも、どういう進行度でも、対処法や治療法はいくつもあります。

まず、がんの切除手術は延命にはほとんど役に立たず、不要なケースが少なくありません。

子宮頸がん、食道がん、前立腺がん、転移のある膀胱がんなどは、放射線治療でも生存率

は手術と変わらず、臓器を残せます。

手術をするにしても、全摘はなるべく避けます。

たとえば乳がんは、治療成績を見ると腫瘍だけ取ればよく、全摘が必要なケースはまれ。なのに、シリコンの人工乳房とセットの「乳房全摘＋同時再建」が健康保険の適用になったため、医者にうまく言いくるめられて全摘を選ぶ女性が増えています。ワナが多いんです。

「放置」もすばらしい選択肢です。がんはできる限り自然に任せた方が、無理な治療をするよりはるかにラクに長生きできます。

少なくとも、自覚症状もなく元気だった人に、健診や人間ドックでがんが見つかって急死したら、それは「がん治療」のせい。僕の「がん放置」患者さんで、初診にふつうに歩いてみえて、症状がなかったのに1年以内に亡くなったというかたは、皆無ですから。

治療以前に「がんを見つけない」ことも大切です。「健康な人に検査でがんが見つかると、その後の治療の影響で死亡数が増える」というデータが、世界中で発表されています。

標準治療は不幸の始まり、と心得てください。

7

Question

「手術するとがんが暴れる」って本当?
ほかの治療法はありますか?

Answer

本当です。
「本物のがん」だった場合、体にメスが入ると、
傷口にがんが一気に増殖したり、
すぐに転移が出てきたり、
がんの進行が早まることがよくあります。
手術より安全な対処法がいろいろあります。

ステント（器具で拡張）、放射線、ラジオ波焼灼術、放置など。

▼傷口にがん細胞がワッと群がる、全身に眠っていた転移が起き上がる…

「手術すると、がんが暴れるんですよね」。最近、患者さんからよく、この質問を受けます。

そうなんです。


「がんが暴れる」という言葉の意味は、「転移が勢いづく」ということ。

手術するとがんが転移しやすくなることは、医学の世界では昔からよく知られていました。


どんな手術も、私たちの体にとっては「人工的な大ケガ」です。

体のどの部位でも、メスが入って血管が破れると、血液とともにがん細胞が流れ出て、傷ついた組織にワッと取り付きます。一刻も早く止血して傷口をくっつけようと、細胞が集まってくるときに、がん細胞も押し寄せる。

「本物のがん」の場合、無数のがん細胞が血液にのって、全身をグルグル巡っていますから。


とりわけ、お腹の中のがんで、腹膜（胃、大腸、肝臓、子宮・卵巣などの臓器を覆う膜）に転移がひそんでいる場合、手術は危険です。

腹膜はつるつるして「とっかかり」がないから、普段がん細胞は入りこめない。しかし、メスで正常組織がズタズタになると、いくらでも入りこんで大増殖します。

テレビ司会者の逸見政孝さんがスキルス胃がんの手術をしたあと、お腹の傷口に沿って、がんが赤黒く盛り上がっていたと、知人に聞きました。これが典型的なケースです。

メスが入った切り口にがんがはびこる現象を、僕は「局所転移」と呼んでいます。

もとのがんを切除するとタガがはずれたように、ほかの転移が暴れ出すこともよくある。傷を治すためには白血球などの免疫細胞も動員され、「サイトカイン」というたんぱく質が分泌されます。これは細胞の増殖をもたらす刺激物質なので、体じゅうに眠っていたがん細胞を揺り起こして、一気に増殖させると考えられます。

▼70年前も今も、手術後にいきなり転移が出てきて、数カ月で死去…

手術が転移をうながすという最初の医療レポートは、1950年に、世界で指折りの医学誌『ニュー・イングランド・ジャーナル・オブ・メディスン』に載りました。

「大腸がんの急激な肝転移」のレポートです。59歳の男性が、下痢が2年以上続き、検査したら大きな大腸がんが見つかって手術。切除したとき、肝臓には異常が見られませんでした。ところが術後わずか10週間で、肝臓転移に命を奪われてしまった。死後解剖すると肝臓は４７００グラム。標準の3倍以上にも肥大していました。

これは、すい臓がんの手術から3カ月で逝った前沖縄県知事・翁長《おなが》雄志《たけし》さんのケースによく似ています。翁長さんも手術後にいきなり肝臓に転移が現れ、急激に増大しました。

僕の経験では子宮体がん1期を放置して、がんで死ぬ人はいません。ところが手術をすると、1期でも1～2年で転移が出て亡くなる人がいます。

70年以上前も、医療が発達した今も、手術でがんが暴れる現象は全く変わっていません。

俳優・渥美清さんは、肝臓から転移した肺がんの手術後、４日で急死

手術の合併症・後遺症もこわい。特に肺、胃、食道、すい臓、大腸、子宮などの手術では、大事な神経の切断や、ばい菌による感染症、大出血で死に至ることもあります。

俳優の渥美清さんは、肝臓から転移した肺がんの手術をしたあと、４日で急死しています。

食道がんや肺がんが「痛む」と言われるのは、胸を切り開くときに神経が傷つくから。ほかのがん手術でも、傷が膿んだりすると数年間も痛みが続くこともあります。

大腸がんの手術では、腸が癒着して詰まる腸閉そくもおきやすい。がんが爆発的に増殖し、腸管を狭めるのではないかと僕は推測しています。

腸閉塞はお腹が張って苦しく、すぐに吐くので鼻からチューブを入れて小腸に通し、内容物を吸い出します。癒着して狭まった腸は広げられず、つらいチューブ生活になります。

胃の切除後も、少しずつしか食べられない、貧血、血糖値の乱高下、冷や汗、めまいなど、後遺症は数えきれないほど。医者の口癖は「治療すれば延命できる」ですが、現実は真逆。たとえばスキルス胃がんを手術した人の余命は1年か、もって2年。僕が診た「がん放置」患者は、スキルス胃がんでも1年以内に死んだ人はゼロ、3年～10年生きた人は複数います。

腹腔鏡下手術なら負担が軽そう？　いえいえ、お腹に穴を開けて鉗子をさしこみ、内部をモニターに映しながら切るので容易ではなく、時間もかかる。医療事故が多発しています。

外科医は切りたくて医者になった人たちで「がんと徹底的に闘う」使命感が「疑わしいものは全部切る」ことに直結します。切らずに治す、延命する道を探りましょう。

8

Question

がんの手術の説明で、「全摘してリンパ節かく清」とは？

Answer

胃、食道、前立腺、乳房、子宮などを丸ごと切り取り、リンパ節もごっそり切除することです。

延命効果もないのに、日本ではリンパ節まで切り取って、手が上がらない、むくみ、しびれ、尿意を感じない…と、ひどい後遺症に逆襲される。

切りたがる日本の外科医たち。世にも恐ろしい手術を日本だけが…

「全摘してリンパ節もかく清」というのは、世にも恐ろしい手術です。胃、肺、食道、前立腺、乳房、子宮などを丸ごと切り取り、リンパ節もごっそり取り除くのですから。

私たちの体には、血管のほかにリンパ管もはりめぐらされてリンパ液が流れ、老廃物、がん細胞、細菌、ウイルスなどの排出をサポートしています。

リンパ管の要所に、リンパ球などが集まるリンパ節がある。日本では根拠もなく「がんはリンパ節経由で全身に広がる」とされ、がんの近くのリンパ節を10～数10個も切除します。

これが「リンパ節かく清」で、痛み、神経マヒ、排尿困難など大変な後遺症をもたらし、死亡率を上げている。しかし外科医にとっては、手技が複雑でやりがいのある手術です。

欧米では1970年代以降、乳がん、膵がん、子宮体がん、胃がんなどで「がんだけ切除」「リンパ節までかく清」の比較試験を行い、成績は同じか「かく清」の方が悪かった。

英国など4か国85の病院では、1期の子宮体がん患者1400人を①子宮全摘　②子宮全摘＋骨盤内リンパ節かく清に分けて手術しました。

すると死亡数も、膣、骨盤内、肺や肝臓などに再発する率も、②の方が2割近くも多かった。大きく切り取るから、ひそんでいた転移が暴れやすく、関連死も多かったのでしょう。

だから欧米では「リンパ節かく清は無意味で害が大きい」と、とっくに否定されています。

日本の外科医たちは、比較試験も調査もしないで「治る患者が増える」と言い張っている。

日本人が、世界で初めて全身麻酔下の乳がん摘出に成功した

なぜなら日本は、なんでも切りたがる「手術絶対主義」国だから。

ルーツは１８０４年、今から２００年以上も前の江戸時代に、日本人医師・華岡青洲《はなおかせいしゅう》が世界で初めて、全身麻酔下の乳がん摘出手術に成功したこと。

そこから日本のがん治療は「まず手術ありき」に向かいます。

また、日本人の体形が欧米人よりスリムで脂肪が少なく、手術に向いていました。手術後の死亡も欧米より少なかった。成功体験を重ねて、外科医たちはどんどん「切りたがり」に。

結果、日本では治せる見こみのない有害な手術が、ひんぱんに行われるようになりました。

欧米では治療成績が同じなら、手術よりダメージの少ない放射線治療が優先されます。たとえばステージ2の子宮頸がんは放射線で治療するので、ほぼ全員が子宮を残せる。でも日本では、ステージ2でもどんどん切り取っています。生存率は変わりません。

舌がんも、初回治療は欧米ではほぼ放射線。日本では8割が手術で、ステージ3では舌を半分切除+リンパ節かく清。食事もしゃべるのも不自由になり、職を失う患者も多いです。

また早期胃がんでも全摘や、胃の出口(幽門)も含めて大きく切られやすい。食べたものがストンと小腸に落ちるので腹痛などの「ダンピング症状」に苦しみ、激やせ状態が続きます。

肺がんの肺全摘術も、むしろ命を縮めるのに、日本では当たり前のように行われます。「最も合併症・後遺症が多い」と言われ、胸と背中の激痛、呼吸苦、肺炎…苛酷の一言です。

放射線でも治療成績は変わらず、後遺症はずっと軽い。しかし外科医は「切れる」チャンスを死守

子宮頸がんも手術ゼロにできるのに、7割は全摘+リンパ節かく清。

乳がんも9割、部分切除だけでいいのに、大半がリンパ節まで切除されます。

乳がんの手術でワキの下のリンパ節を切ると、上腕の神経が切れて手が上がらなくなった

り、腕が丸太のように腫れたり。子宮のリンパ節かく清では「象足」になることもあります。リンパ管がブチブチ切られるのでリンパ液がよどみ、浮腫（むくみ）がおきるのです。乳がんの全摘術やリンパ節かく清は、手元が狂っても死ぬことはない。それで新米外科医の「練習台」になっていると、同業者に聞いたことがあります。とんでもない話です。

歌舞伎役者の18代目・中村勘三郎さんは、人間ドックで食道がんが見つかりました。治療成績は手術も放射線も同じ。手術は食道を切り取り、胃をのど元まで引き上げるため飲食が不自由になってやせ衰えます。放射線なら生活の質はほぼ、今までどおりです。

これを知ったらみんな放射線を選ぶでしょう。しかし外科医は「切れる」チャンスを死守したい。主治医の強い勧めで、勘三郎さんは食道全摘＋首のリンパ節かく清に突入しました。その合併症で消化液が肺に逆流し、術後わずか4カ月後に、肺水腫で逝去。入院前日にゴルフコンペを開くほど元気だったのに、痛ましすぎる手術死でした。がん手術で命が延びるというエビデンス（科学的根拠）は、世界にひとつもありません。特に全摘＋リンパ節かく清は、命を縮めるリスクの方が非常に大きく、危険です。医者にどう勧められても、乗せられないでください。

9

Question

がんを治療しないと
どんどん大きくなり、
悪化して
すぐ死んでしまうのでは？

Answer

それは作り話で、事実は逆です。
自覚症状がなくて元気だった人が
半年や1年で死ぬのは「がん治療」のせい。
僕が最長24年、数百人診てきた
「がんと闘わない」患者さんたちの経過は
基本、とても穏やかです。

治療しないと多くのがんは意外におとなしく、苦痛もしっかり抑えられる。

▼治療しない患者を見たことがないのに「治療しないと余命〇カ月」と脅す

「がんを放っておくと、どんどん大きくなって転移して、苦しみ抜いて死ぬ」。

この、長い年月をかけて作り上げられたデマの洗脳力は、絶大です。

「治療しないと余命〇カ月」などと、数字で脅す医者も多いですから。


でも、すべて口から出まかせです。

患者さんからしょっちゅう聞くのは、主治医に「治療したくない」「しばらく様子を見たい」などと言ったとたん、「だったらもう来なくていいです」「なにもしない人は診られません」と、ケンもホロロに追い払われたという話。

レストランで席について「食事はしたくない」と言ったら、追い出されるのと同じですね。

病院経営のことを考えると理解はできます。まとまったスペースと設備が必要で医療機器はケタはずれに高価。人件費もかさみます。

病院は「検査」と「治療」で成り立ち、できるだけ濃厚なフルコースを受けてほしい。様子を見たい患者に、つきあう余裕はないんです。

つまり一般の医者たちは、見たこともないのに「治療しないと転移する。大変なことになる」と、言い続けてきたわけです。それが生命線、生活の基盤ですから。

「治療すると、転移するがんはとっくに全身にひそんでいて、がんが暴れ出しますよ」。

「放っといても、なにもおきないがんが大半です」。

「がんの検査も治療もしない方が、ずっとラクに長生きできます」。

この真実がひろまったら検査や治療を受ける人が激減して、医療は崩壊しますからね。

標準治療に刃向かい、何百人ものがん放置患者を診ても追い出されなかった

それを考えると、僕が41年勤めた慶應大学病院は、よく僕を追い出さなかったと思います。

標準治療に刃向かう主張ばかりして、がんを治療しない患者の話をただ聞くだけの診察を10年、20年と続けても、院内で村八分にはなったけど、辞めろとは言われなかった。

そのおかげで数百人の「がん放置」患者の経過を診ることができました。

すると、痛みやしこりや血痰などの症状がなく、がん検診などで見つかった「検査発見がん」の9割は「その後なにもおきない」「人きさがほとんど変わらない」「小さくなる」「消え

る」のどれかで、転移なんて出てこないんです。

たとえば「腎臓がん無治療」患者さんを数10人診たら、肺転移がひとりだけ現われました。

が、しばらく増大し続けたあと成長が止まり、なぜか転移が消えてしまった。

ほかの患者さんはそのままか、小さくなるか、消えるかで、腫瘍が3センチぐらいあっても消えてしまう人が、しょっちゅういました。


それから子宮体がんは、1期が1a期（子宮筋層の1／2未満）、1b期（子宮筋層の1／2以上のもの）に分かれます。

僕が診た1a期の「子宮体がん放置」患者の中で、がんが大きくなったのはひとりだけ。

残りの人たちは、ほとんどが消えました。

子宮頸がんのステージ0期（上皮内がん）やステージⅠa期（上皮の下の組織に浸潤し始める）の患者さんも、ほぼ全員のがんが消えました。

▼進行がんでもあわてずに、症状をやわらげる「緩和ケア」で、ラクに長生き

では、臓器転移が見つかった「本物のがん」の場合は？

私たちは、病気を抱えていても普通ゆるやかに進行して、突然死はめったにおきません。がんも同じです。検査で見つかる1㎝前後になるまでに平均10年以上かかるし、増大するにつれて、がんの成長速度がスローになっていくこともよくあります。

がんで死に至るのは肺、肝臓、脳など「生きるために絶対に必要な臓器」に転移が現われ、増大して「臓器不全」になったとき。肝臓などは、8～9割がんに占められるまで生きていけます。

よくある「骨転移」は、神経がある骨膜をがんが刺激したり、正常な骨を壊しながら大きくなるので痛むことがあります。でも、一部が壊れても生きるために必須の臓器ではないので、僕はいつも「骨転移では死なないよ」と伝えるんです。

つらい症状が出てきた時も「食道や大腸が、がんでふさがりそうになったらステント（拡張器）を入れる」「腹水がたまったら抜く」「痛みはモルヒネなどの医療用麻薬で抑える」…と、苦痛をやわらげる「緩和ケア」をうまくやると、3年、5年と生きていけます。

終末期も、亡くなる直前まで歩けたり、話ができたり、治療した人よりはるかに平穏です。「がんを放っておくと大変なことになる」という刷り込みから、自由になりましょう。

10

Question

がんに逆襲された
有名人は?

Answer

柔道家・古賀稔彦さん（腎臓がん）、女優・八千草薫さん（すい臓がん）、美智子上皇后（乳がん）、落語家・三遊亭円楽さん（肺がん、脳腫瘍）、ピアニスト・中村紘子さん（大腸がん）など

手術の合併症・後遺症、転移、抗がん剤やホルモン剤の副作用…
僕に言わせればすべて必要のない治療による悲劇。別の選択肢があった。

腎臓がんと闘って53歳で逝った柔道金メダリスト・古賀稔彦さんの悲劇

「あの強かった古賀さんが逝去…」「53歳は若すぎるよ」。2021年3月、バルセロナ五輪柔道金メダリスト、古賀稔彦さんの急逝が、世間に衝撃を与えました。

報道によれば20年に体調を崩してがんが見つかり、3月に腎臓を片方摘出しました。腎臓がんは、症状がなく検査で発見されるタイプはおとなしい。

一方、血尿やわき腹の痛みなどの症状があって見つかった場合は多くが「本物のがん」で、手術すると暴れやすいんです。

僕の患者さんは6チセンの腎臓がんを5年放置して5年後、8チセンになったので全摘術を受けたら、術後1年で、肺に複数の転移が出てきてしまいました。

さらに古賀さんは、「絶対に治す」と術後さまざまな抗がん剤を試しました。

しかし「最も抗がん剤が効かない」のが腎臓がんです。腎臓は、体に不要なものや有害なものを除去する「ろ過装置」です。抗がん剤はほとんどが毒薬・劇薬指定の毒物ですが、腎臓は有害物質に打たれ強いからでしょう、がん細胞もなかなか死にません。

腎臓がんの標準治療に入っているオプジーボも同じく無効で、致命的な副作用がある。やればやるほど命を縮めることは明らかですが、医者は患者が望めば止めません。

古賀さんはすぐ、全身に転移が現われ、21年に入ると腹水もたまって寝たきりになって、手術から1年で、早すぎる死を迎えなければならなかった。

世界の強豪を倒した柔道家が、がんに打ち勝とうとした心境はよくわかります。

しかし、遺伝子が変異したがん細胞を元に戻すことは、今の医学では不可能なのです。

すい臓がんの早期発見が命取りになった八千草薫さん

元気だった有名人が人間ドックですい臓がんを見つけられ、手術すると間もなく亡くなる。

女優・八千草薫さん、九重親方(元横綱・千代の富士)、歌舞伎役者・坂東三津五郎《ばんどうみつごろう》さん、元沖縄県知事・翁長雄志さんなど、またかというほどよく起きる悲劇です。

すい臓がんは非常にタチの悪い「がんの王様」。見つかったとき、8割に転移が認められます。4人とも残り2割の早期発見だったから、医者に「ラッキーですね。手術ができます」と言われて受けたのに全員が再発し、手術から3カ月～1年9カ月で亡くなっています。

女優の八千草薫さんは、毎年受けていた人間ドックですい臓がんが見つかって全摘。1年後に肝臓に転移が見つかり、手術から1年9カ月後、抗がん剤治療中に急逝しました。手術後の余命は九重親方が1年。三津五郎さんは1年4カ月。翁長さんは3カ月半。がんの中には、がん細胞が分裂・増殖しない「休眠がん細胞」があり、その眠りを破るのが手術です。すい臓がんのシビアな逆襲は、がんの手術がいかに危険かを教えてくれます。

▼検査で乳がんを見つけられ無意味な治療に苦しむ美智子上皇后

ここ数年におきた、「がんの逆襲」と考えられる有名人の受難を、いくつか挙げます。

まず、必要のない乳がん治療で苦しまれている美智子上皇后。自覚症状はなく、2019年8月にエコー（超音波検査）で、ごく小さいしこり＝早期の乳がんが見つかりました。部分切除と、わきの下のリンパ節を1～2個切除して転移状況を見る「センチネル生検」の結果は「転移なし。ステージ1」。その後、飲み薬によるホルモン療法が行われています。

これは標準治療で、ステージ1の乳がんが見つかった全員が受けさせられる。ホルモン剤の代わりに、抗がん剤が使われることもあります。

でも、世界の比較試験の結論は「症状もない乳がんの治療は無意味・有害」です。

美智子上皇后は19年秋以降1年以上たっても、微熱や「手の先がこわばる」などのさまざまな不調を訴えていらっしゃいます。リンパ節切除とホルモン療法の悪影響が考えられ、痛ましいです。


テレビ番組「笑点」でおなじみの落語家・三遊亭円楽《さんゆうていえんらく》さんは、人間ドックで「小さな肺がん」が見つかって手術。9か月後に脳腫瘍が発見され、放射線治療を受けています。肺がん患者の1割以上に脳転移が生じるので、手術で転移が暴れたと推察できます。

また、ピアニストの中村紘子さんは、大腸がんの部分切除手術のあと抗がん剤治療を受けました。「体のあちこちの関節がガタガタでピアノが弾けない」「頭が回らなくて、暗譜していたものが突然消える」と、薬害で脳の働きが落ちる「ケモブレイン」にも悩んで中止しました。次の抗がん剤は「自覚症状ゼロ。つらい、苦しいが全くない！」と喜んでいましたが、入院先から一時帰宅して、自らの誕生日を夫と祝った翌日に、突然、亡くなりました。

古賀さんも八千草さんも中村さんも、なぜ「急死」されたのかを、このあと解説します。

11

Question

「最近の抗がん剤は副作用も少ないし、よく効く」ってホント？

Answer

トリックがあります。
吐き気などをクスリで抑えているだけで
毒性の強さは同じ。
なのに体がつらくないから、
つい飲み続けて、急死につながっています。

「よく効く」というのも、がんがいったん小さくなる人がいるというだけ。
もし本当にがんによく効くと、毒性も強いから命も縮む。

▼抗がん剤で一時、がんが縮んでも ほぼ確実にリバウンド

抗がん剤というからには、がんを叩いてくれるんだろう。

医学はどんどん進歩しているから、がんが治るかもしれない。

患者さんはそう思って、大きな希望を託します。

また、医者が「なにもしないと余命半年。抗がん剤をやれば2年」などと真顔で言うので、まさか口から出まかせとは思わず、すがってしまいます。

そして決めゼリフは「最近は副作用のない、いいおクスリがありますよ」「もし、あなたが僕の家族だったら、この抗がん剤を勧めます」。

これはピアニスト・中村紘子さんが、がん研有明病院の医師に言われた殺し文句。

中村さんはこの言葉を信じて、抗がん剤に殺されてしまいました。

まず「抗がん剤」という名前が誇大広告で、延命効果も証明されていません。

「抗がん剤が効く」とは単に、「がんが一時、縮む人がいる」ということ。初めて使った患者

の何割かは、一時的にしこりが小さくなります。

でも、生き残ったがん細胞には「抗がん剤耐性」がついて、しこりはほぼ確実にまた大きくなります。リバウンドするんです。種類を変えても同じことの繰り返し。

その間に患者は、猛烈な毒性でバタバタと死んでいきます。

欧米の医学雑誌は、抗がん剤の薬害を「副作用」でなく「毒性」と記します。

抗がん剤のほとんどは農薬や毒ガスと同じ「毒薬・劇薬指定」。

決められた量を打ち続けると、健康な人も1年以内に半数が死んでしまう毒物です。

▼岡江久美子さんを新型コロナで死なせた真犯人

現在、抗がん剤の主流は「細胞分裂のプロセスに働いて、がん細胞の増殖を抑えこむ」タイプ。しかし、がん細胞を叩く毒性は、正常細胞もメチャメチャにします。

口内炎ができたり髪が抜けたりするのは、がん細胞と同じように細胞分裂の速い血液、口の粘膜、毛根などの細胞が、まずやられるから。

でも本当にこわいのは死に直結する、心肺や骨髄、腎臓の機能低下です。

さらに抗がん剤は、病原菌と闘う白血球も破壊するので免疫状態が極度に悪化し、ウイルスや細菌にも感染しやすくなります。一時的に、体力もかなり落ちます。

2020年4月、タレントの岡江久美子《おかえくみこ》さんが63歳の若さで、新型コロナ肺炎に命を絶たれました。19年末に初期の乳がんの部分切除術（乳房温存療法）を受けて、20年1～2月には、乳房への放射線治療も受けていました。

所属事務所は「放射線治療で免疫力が低下していたことが、重症化した原因と思われる」と発表し、世間はしばらく「放射線で免疫力低下」説でもちきりでした。

しかし乳房に放射線をかけたぐらいで、それはありえない。僕は慶應大学病院時代、数千件の乳房温存療法を行いましたが、免疫状態が悪化した、なんて患者さんは皆無でした。

乳がんでは抗がん剤治療が行われることが多く、岡江さんも受けていた可能性が高い。こちらははっきり、免疫状態が低下します。重症化の真犯人は抗がん剤ではないか。

一方、岡江さんは、抗がん剤も販売するメーカーのCMに長年、出演していました。抗がん剤で免疫力が落ちたと騒がれる前に、放射線に濡れ衣を着せよう。担当医かメーカーの誰かがそう考えて、事務所に入れ知恵をしたというのが僕の推理です。

▼「副作用のない、いいおクスリ」のせいで抗がん剤死が急増している

医者がささやく「副作用のない、いいおクスリ」のワナもおそろしい。

かつての抗がん剤治療は、患者が「激しい吐き気」「おう吐」「だるさ」などの苦しい副作用に音を上げて、途中でギブアップすることが多かったんです。

そこで「制吐剤」などが続々と開発され、苦痛はぐっと軽くなりました。でも「患者がどれくらい苦しんでいるか」は、抗がん剤の毒性の影響や、「治療のやめどき」の指標です。

患者が苦しまないと、医者は「まだいける」と錯覚します。抗がん剤の投与量も治療期間もどんどんエスカレートして、ある日突然、致命的な毒性に命を奪われてしまう。

古賀稔彦さん、八千草薫さん、中村紘子さんの「急死」の理由も、ここにあります。

「最近の抗がん剤はよく効く」という話も、副作用を止めるクスリを使って抗がん剤の数や量を増やし、がんが一時的に縮む量を増やしただけ。がん死は全く減っていません。

また、抗がん剤が本当によく効いたら「がんは一気に縮みました。でも正常細胞も一気に縮んで、患者さんはお亡くなりに」となりやすい。「夢の新薬」は幻想です。

12

Question

「オプジーボの効果はすごい。治る人もいる」と聞いたのですが？

Answer

治ったという証明はゼロ。
「がんが一時、縮む効果」は
わずか1～3割。
「免疫の暴走」による
副作用は致命的です。

間質性肺炎、重症筋無力症、脳機能障害など、
命にかかわる副作用がおきる。

▼およそ1割に、命にかかわる副作用がおきる。脳機能障害も

「ノーベル賞に輝いたオプジーボは、どの固形がんにも効果があるような気がしてしまいます。副作用を覚悟する気持ちがあるなら、挑戦する価値があるでしょうか？

「手遅れで医者から見離された肺がん患者が、オプジーボが効いて元気になったという記事を見たのですが、どう思われますか？」

２０１８年に、開発者の本庶佑《ほんじょたすく》さんがノーベル医学生理学賞に輝いたオプジーボ。

患者さんの期待は絶大で、よく質問を受けますが、僕からはとてもお勧めできません。

なにしろ「がんが治った」という証明はゼロ。「がんが一時、縮む効果」もわずか１～３割と、効果は抗がん剤並みかそれ以下。なのに、副作用が、とてつもなく激しいからです。

オプジーボは、がん細胞を叩くリンパ球を活性化させますが、これが正常細胞を叩く「免疫の暴走」も引きおこして、激烈な副作用が出ます。

国内で投与された７５４２人のうち、およそ１割の７１５人に、命にかかわる重篤な副作

用がおきたと報告されています。肺が硬くなって呼吸苦から死に至る「間質性肺炎」が176人。重症筋無力症が8人、劇症1型糖尿病が8人、死亡が10人など。

ほかにも大腸炎、重度の下痢、肝機能障害、動脈閉そく、破壊性甲状腺炎……。患者の体験記を見ても「全身ヤケドのようなまだらな症状」「下痢がひどくなり、水便。痩せてきた」「鼻の穴が痛くて鼻をかめない」など、恐ろしい症状が並んでいます。

19年には厚労省が「オプジーボを投与された11人が脳の機能障害を発症し、1人が死亡」、20年には「劇症肝炎」による3人の死亡を発表して、ともに添付文書の「重大な副作用」に追加されました。

異物を排除するT細胞のブレーキがはずれて、暴走状態に

まず整理しておくと、がん治療薬は現在4種類あります。

①抗がん薬：直接がん細胞を殺したり、増殖を抑える。

②分子標的薬：がん細胞の特徴別に、がん細胞だけを殺したり、増殖を防ぐ。

③ホルモン剤：乳がん、前立腺がんの特定ホルモンを調整してがん細胞を減らす。

そしてオプジーボは、免疫細胞の働きをがん細胞に応用した、第4のがん治療薬です。

④ 免疫チェックポイント阻害剤（オプジーボ、キイトルーダ、ヤーボイなど）：リンパ球が、がん細胞に攻撃をしかけるのを手助けする。

白血球の中のリンパ球の1つ、「T細胞」には異物を排除する働きがありますが、通常はアクセルがかかったり、ブレーキがかかったりします。

オプジーボはT細胞のブレーキをはずして、攻撃性を高めます。その結果、がん細胞だけでなく正常細胞にも猛攻をしかけてくる、「免疫の暴走」状態に突入しやすいんです。

これほど危険なクスリがなぜ、世界各国で承認され、使われているのか。

患者が多くて期待がかかる肺がん、抗がん剤とオプジーボを比べた肺がんの臨床試験で、すばらしい結果が得られたと報告されたからです。

原理的に、固形がんを治せる「夢の新薬」は、人類には作れない

オプジーボの承認の決め手になった試験結果は、まさに「夢の新薬」でした。

ところが、2年後の17年に発表された別の肺がん臨床試験の結果では、オプジーボ群の生存曲線は、抗がん剤群とぴったり重なっていた、つまり「無効」という結果だったんです。

新薬の臨床試験は、製薬会社から巨額の資金や研究費をもらっている医師たちが中心になってデータをまとめます。だから有利な結果が出るように、さまざまな細工が行われやすい。いとも簡単に、「新薬を使った方が生存率が高い」ことにできる裏ワザもあります。「新薬を使う患者は来なくなっても安否を確かめず、ずっと生きていることにする。旧薬を使う患者はちゃんと安否確認して、死亡数をしっかり計上していく」。

これでラクラク、新薬の見かけの生存率を上げられます。新薬の臨床試験の結果に「有効」と「無効」があったら、信頼できるのは圧倒的に「無効」の方です。

がん幹細胞の存在からがんの原理を考えても、固形がんを治せる「夢の新薬」は、今までもこれからも、人類には開発不可能です。

机上の理論と、生身の人間の体の中は全く別ものなのです。

「オプジーボは無効」という新たな試験結果は、世界最高峰の医学誌にも載りました。

しかしオプジーボの承認は取り消されず、翌年、ノーベル賞まで授与されました。

オプジーボを1年間使うと、薬価は、当初の4分の1になった今も1090万円。

今だに「夢の新薬」と持ち上げる専門家が大勢いて、税金がムダに使われ続けています。

13

Question

切らずに放射線、ラジオ波、ステントで治療するときの注意点は？

Answer

放射線はかけすぎない。
ラジオ波は医者を選ぶ。
ステントは時期を見きわめてください。

「ラジオ波焼灼術」は、肝臓に針を刺して、
高周波の電磁波を流してがんを焼く治療法。

「がんの逆襲」に泣かないために がんを切らない。抗がん剤を使わない

ここで「放射線治療」「ラジオ波焼灼術」「ステント挿入術」の注意点を、まとめます。

日本のがん治療はずっと「切れるものは全部切る」「大きく切り取るほど転移を防げる。生存率が上がる」という、外科医の主張に引っぱられてきました。

さらに、固形がんには効かない抗がん剤治療が、手術とセットのように付いてきます。

患者・家族は治療に突入してから「こんなはずでは」「こんなこと聞かされていなかった」「これほど苦しんでも効果がないとは」と、打ちのめされることになります。

「がんの逆襲」に泣かないための第一歩は「なるべく切らない。抗がん剤を使わない」。

僕が勧める「がん放置療法」の基本は、「固形がんにはなるべく手出しをしないで、痛みが出てきたら緩和ケアをしっかりするのが、いちばんラクに長生きできる」という考え方です。

私たちの体は、常にベストな状態を保てるように、それぞれの調整システムが働き続けています。数百万年も人類の命をつないできた、精緻な、完成されたシステムです。

だから、体調がいいのに検診で見つかったがんは、治療すると寿命を縮める可能性が高い。

転移があっても自覚症状がないなら「様子を見る」のが、いちばん確実に延命できます。

転移が増大してつらい症状が出てきたら、体がラクになる治療を受けます。

主治医と別の意見「セカンドオピニオン」を求めるときは、同じ病院内だと同じような結論になりやすいので、大学の系列が違う別の病院の、違う診療科の医師を訪ねてください。

手術をどんどんしてきた外科医も、自分の治療は放射線で

「どうしても気になる。がんを取りたい」「がんが育ってきたから治療したい」という場合、手術より放射線の方がずっと体を痛めず、後遺症も、治療で死ぬ心配も少ないです。生存率は手術と変わりません。

入院は不要で、週5日×3～6週間の通院が必要です。

放射線だけで治療できるのは声帯、舌、食道、肺、膀胱、前立腺、子宮頸部などのがん。

骨転移のつらい痛みも、放射線治療でやわらぎます。

たとえば食道がんに放射線をかけると、狭まっていたところが広がって食べられるようになることが多く、臓器も残せます。手術をどんどんしてきた外科医も、自分や家族ががんに

なると、よく放射線治療を選んでいます。

大事なのは「かけすぎないこと」。放射線の1回の線量と、総線量のスケジュールはいろいろですが、僕は1回2グレイ、週5回、トータル20〜30回程度が適当だと思います。かけすぎると皮膚がただれたり、臓器に穴があいたり、骨折しやすくなります。

抗がん剤は基本的に無意味・有害ですが、拒むと治療を断られやすいので、放射線治療医が自由に判断・治療できる病院をさがしてください。

現在、放射線治療の世界で標準的とされる方法はすべて健康保険が適用されています。

鹿児島のUMSオンコロジークリニックなど、さまざまな口実をつけて、数百万円単位の自費を巻き上げる個人クリニックは危険です。

女優の樹木希林さんは「全身がん」の治療のため、UMSで30か所以上に放射線を照射されました。ひどい過剰治療です。僕の外来にみえた患者さんも「小さな肺がん」に通常の上限の2倍近い線量をかけられ、呼吸苦や重い皮膚炎などの後遺症に苦しんでいました。

肝臓がん、肝転移はラジオ波で焼ける。大腸や食道が詰まったらステントを

肝臓がん、大腸などからの肝転移、肝内胆管がんの一部の治療は、「ラジオ波焼灼術」がお勧めです。ラジオ波は、周波数の高い電磁波です。腫瘍に直径約1ミリの針を刺して電流を流し、その熱でがん細胞を焼きます。

お腹に針を刺すだけなので切除手術よりはるかに体への負担が軽く、１回で１００％近く、がんを焼けます。入院期間も手術よりずっと短く、傷も目立ちません。

ただし、手術した場合と同じく新たな転移が次々に出てくることが多い。手術はくり返せる回数に限りがありますが、ラジオ波は心身に余裕があれば20回ぐらいまで可能です。大腸がんからの肝転移に限り、転移が出なくなることがあります。

「転移病巣が直径3センチ以内、3個以下」という実施基準が決まっていますが、腕のいい医師は直径5センチ以上や、4～5個以上でも実施してくれます。病院をよく選んでください。

がんが食道をふさぐと食べ物が通らず、大腸の腸閉そくでは大便が詰まって大変です。拡張器を入れる「ステント挿入術」は、体を痛めずに症状が劇的に改善します。挿入が早すぎるとステントがはずれやすいので、挿入する時期をよく見極めてください。

注意点は、がん治療の常として、大出血や穴があくなどの合併症がありえることです。

第 2 章

がんと闘うな!
近藤誠の
セカンドオピニオン

①

Question

職場健診をきっかけに、
胃に3センチのがんが見つかって、
病院を5つ回りました。
どの医者も「全摘が標準治療」と
言いますが、胃袋を失いたくないです。

（仮名・高橋。男性。53歳）

8年目の報告「その後の内視鏡検査で、一度もがん細胞が出ていない」。

Answer

放置を勧めます。
胃カメラの画像を見ると
「がんもどき」の確率が高い。
もし「本物のがん」だったら、
胃がんは切ると特に暴れやすいから
手術は危険です。

「治療する」「放置する」。両方の対処法とメリット・デメリットを伝える

「近藤誠セカンドオピニオン外来」(https://kondo-makoto.com) を東京・渋谷に立ち上げて8年余り。がん治療やクスリの相談を、1万件ほどあずかってきました。

ひとりで全部位のすべての進行度のがんと、生活習慣病の相談にお応えしています。

ここでもう一度まとめると、セカンドオピニオンとは文字どおり「第2の意見」。最良の治療方針を求めて、患者が、担当医とは違う医師の意見を聞くことです。

ただ、がん治療となると町のクリニックから私立・公立病院、大学病院、国立がん研究センターまで、どの病院のどの医師に聞いても同じ「金太郎飴オピニオン」が返ってきやすい。みんな「標準治療」のガイドラインに縛られ、異論を主張したら病院を追われるからです。

僕は、慶應大学病院という巨大医療機関に定年までいながら「がんは切らずに治る」「抗がん剤は効かない」「健診は百害あって一利なし」「がんは原則放置を」と伝え続けた珍種です。院内孤立のおかげで時間に恵まれ、医学論文の読破と本の執筆に10万時間を投入できた。

慶應での40年＋セカンドオピニオン外来8年で診てきた、患者さん4万人の肉声と経過。今も毎日仕入れている、世界の医学の最新情報。これを基に患者さんの相談を受けています。「手術、抗がん剤、放射線などで治療する」「がんを放置して様子を見る」。この両方の対処法と、メリット・デメリットを必ず伝えて、本人に最終的な判断をあずけます。

この章では「近藤誠セカンドオピニオン外来」での、やりとりの一端をお伝えします。「がんの逆襲」に見舞われないための実践的なノウハウを、身につけてください。

直径10チセンになっても、症状も転移も出ない「胃がんもどき」

最初は、5つの病院で「全摘」を宣告された胃がんの患者さんです。

高橋　職場健診のレントゲン検査で「胃に影がある」と言われて、胃カメラで3チセンの腫瘍が見つかりました。生検でがん細胞も出て、診断は「早期胃がん2cタイプ」。がん保険がすぐ下りて「ああ、オレはがん患者なんだ」と。かなりのショックでした。

近藤　組織型は「腺がん」で、その中の「未分化がん」。僕に言わせるとこれは多くが「がんもどき」だけど、スキルス胃がんの前身も含まれる。2cは性質が大きく分かれるんです。

高橋　最初の医者に「もう少し小さかったら内視鏡で取れた。これはムリ。全摘が標準治療」

と言われて、全部で5つ病院を回りました。しかしどこの医者も「切れ切れ」。
胃袋を切り取られるのはカンベン、と思っていろいろ調べてここにたどり着きました。

近藤　この画像を見ると、浅いクレーターみたいでしょ。凹んでるから2cタイプ。あなたのは正常粘膜との境がすごくあいまいだから、「がんもどき」の確率が高いと思う。

高橋　「がんもどき」、近藤先生の本にありましたね。名前はがんだけど性質は良性って。

近藤　そうそう。もどきなら手術は必要ない。もし「本物のがん」だったら、胃がんは切ると特に暴れやすいから、手術は危険。
だから僕はどんな場合も、胃がんの手術は勧めません。もし胃の出口をがんがふさいでも、がんは切らずに、胃袋に小腸をつなぐバイパス手術でしのいだ方が、安全なんです。

高橋　そうですか。あまりに「全摘が標準治療」って言われたので正直、迷っています。

近藤　胃がんは早期でも全摘されやすいけど、それで命が延びるっていう証拠がない。僕は2cタイプで「胃がん様子見」をした患者を、今までに20人近く診てきています。
すると、がんの直径が10センチになっても、症状も転移も出ない「がんもどき」があるんだ。
もしスキルス胃がんだったら、手術すると全員ほぼ2年以内に死んでる。放置すると血を吐いてから5年とか、初診から10年もった人もいて、3年以上生きた人が何人もいましたよ。

様子見して8年。途中でがんが見えなくなった

高橋　私の場合、放置するとしたら、どうしたらいいんですか？

近藤　しばらくなにもおきないと思うから、がんと診断されたことを忘れて、異変を感じたら内視鏡検査をすれば充分です。心配なときはいつでもいらっしゃい。

高橋　やっぱり、勇気がいりますけどね。自分の胃袋にがんがあるのを見たからね。周りもうるさいし、当事者になるといろいろ考えてしまうなあ。まず1年、様子を見てみます。

近藤　〈8年後〉その後の内視鏡検査で、がん細胞が一度も出てきてないですね。

高橋　おまけに途中で、クレーターみたいなのが見えなくなったので驚きました。

近藤　どこかにひそんでる可能性はあるけど、がんが消えちゃった。

そう珍しいことじゃなく、早期胃がんを放置すると10人に1人か2人は消えるんです。

高橋　実は最初の3年ぐらいは「がんがちょっと大きくなったら、手術しようか」なんて思ってました。がんの呪縛は大きいです。最近、胃が痛むことがあって心配で。

近藤　胃がんは痛まない（笑）。とにかく常に「体が最もラクな対処法」を選ぶことです。

2

Question

①乳腺の「石灰化」から乳管内乳がんが見つかり、「取り残さないように全摘を」と強く勧められています。（仮名・田中。女性。40歳）

②「乳がんステージ2A。トリプルネガティブ。手術と抗がん剤治療しかない」と宣告されました。（仮名・鈴木。女性。59歳）

Answer

「石灰化」は慢性乳腺症で、治療は不要。
トリプルネガティブの場合、
手術は危険なので放射線治療を勧めます。
乳房と命を、しっかり守ってください。

乳がんはなるべく放置。治療するなら最小限。

乳がんは「放置療法」が特に向いている。しこりが皮膚を破っても、ワセリンケアで長生き

乳がんは「放置療法」が、特に向いているがんです。

がんのしこりが巨大になっても、皮膚を破っても、食事、呼吸、解毒、排泄などの命にかかわる機能は侵されないし、がんは毒を出さないので、死ぬ心配がないからです。

一方、治療をすると「がんもどき」でも手術の合併症や後遺症、抗がん剤の毒性で死ぬことがあります。もしも「本物のがん」だったら、治療するとひそんでいる転移が暴れやすい。


僕は慶應大学病院時代も含めて、しこりが皮膚に浸潤したり、皮膚を破って出てきても「乳がん放置」を希望される患者さんを数百人、診てきました。

皮膚を破るような乳がんは8～9割「本物」。でも、放置した患者さんたちの大半は、滲み出す液をワセリンとガーゼでケアしながら、10年も20年もお元気でした。

その経験から僕は「乳がんはなるべく放置。治療するなら最小限」がベストと考えます。

ここでは乳管内乳がんと「ステージ2」、2人の乳がん患者さんとのやりとりを紹介します。

日本の女性はピンクリボン運動の被害者。「がんを取り残すから全摘を」のウソ

田中　ピンクリボン運動のＣＭを見て市のマンモグラフィ検診を受けたら「乳腺に、白い砂がパラパラまかれたような石灰化がある」と。精密検査で乳管内乳がんと診断されました。

近藤　乳腺の石灰化は、女性ホルモンへの反応が強く出た慢性の乳腺症。僕はずっとそう主張しています。石灰化を20年以上放置しても、なにもおきない女性をいっぱい見てきたから。

それから乳管内乳がんは「非浸潤性」で99％「がんもどき」です。精密検査はどちらで？

田中　県立がんセンターです。「左の乳管内にがんがある。部分切除の乳房温存手術ではがんを取り残す恐れがある」と、全摘を強く勧められたけど、なんとなく信じられなくて。

近藤　それはよくある脅しで、ウソです。乳がん手術は、全摘でも部分切除でも生存率は変わらない。40年も前から、いくつもの比較試験ではっきりしています。

そもそも、乳管内乳がんの手術なんて全く必要なくて、体を傷つけるだけ損なんだ。

田中　でも、ピンクリボン運動でしきりに、「乳がんの早期発見・早期治療」を叫んでますよね。都庁までピンク色にライトアップしたりして。

近藤　どれだけ利権がからんでいるのか。あの運動は、被害者をいっぱい生んでいます。僕の患者さんは１９９０年、46歳のときマンモ検査で石灰化が見つかった。組織診の結果「がんの芽がある。すぐ入院して全摘を」と言われたけど放置して、なにもおきていません。

田中　30年前も今も同じなんですね。

近藤　全摘したがる病院が多いのも、全く変わってないね。男性特有の前立腺がんは放射線治療が主流になりつつあるのに、乳がんや子宮頸がんは、どんどん全摘されています。女性は忍耐強いから、抗がん剤も次から次に何年も打たれやすい。身を守ってくださいね。

この進行具合だと9割「本物のがん」。でも、放射線治療で10中8、9縮小します

次に、本物の乳がんと思われる患者さんとのやりとりをお伝えします。

鈴木　右の乳房にしこりができて、２年前に市立病院の乳腺外科で細胞診を受けました。結果は「乳がんステージ2Ａ。トリプルネガティブ。脇リンパ節に転移なし」。がんの直径は３・５㎝。担当医は「手術と抗がん剤以外の治療方法はない」と。

近藤　日本中の乳腺外科医がそう言うでしょう。トリティブネガティブは悪性度の指標で、抗がん剤以外の薬物療法が効きにくく、転移・再発も出やすいとされています。

鈴木　放置したらどうなるかと担当医に聞いたら、「死に至る」と言われました。私は近藤先生のお考えに納得していたので、それ以来、病院には一度も行っていません。

近藤　患部を見ましょう。直径はいま13㎝ぐらいで、液が染み出していますね。

鈴木　市立病院に行った7カ月後に出始めました。最近は液が増えて時々、血も出ます。生理用ナプキンに白色ワセリンを厚く塗ったものを、傷パッド代わりにしています。

近藤　その方法でけっこうです。ナプキンの代わりにガーゼを使う方法もあります。感染しないので患部はふつうに洗って、湯船につかっても大丈夫ですよ。

鈴木　お風呂に入ってもいいんですね！　それにしても、進行が早いですよね。

近藤　トリプルネガティブでこの進行だと9割「本物のがん」で、転移が隠れています。ただ、僕は似たケースを数百人診てきたけど、無治療の人たちはほぼ全員、長生きしています。あなたがもし2年前に手術していたら、転移が出て亡くなっていた可能性が高いです。

鈴木　では、このまま放置した方がいいですか？

近藤　これ以上大きくなると大変だね。放射線治療ならがんが暴れにくくて、10中8、9がんが縮小するか、いったん消えるはずです。放射線治療だけをしてくれる病院を見つけるのが、最大の難関。都内には心当たりの医師がいるから、紹介状を書いてあげましょう。

3

Question

人間ドックで肝臓に、
胆管がんらしい腫瘍が
見つかりました。
女優なので手術も
抗がん剤治療も避けたい。
でも、がんはなんとかしたいです。

（川島・女性・52歳）

Answer

胆管がんは、手術しても
ほぼ確実に転移が出てきます。
ラジオ波なら１回で１００％近くがんを
焼けるので体を痛めず、
転移も出てきにくいです。

女優・川島なお美さんのケース。手術を選んで半年で再発し、１年弱で永眠。抗がん剤治療を拒み、死の８日前まで活躍。

毎年受けていたブランド病院の人間ドックで、がんが見つかってしまった

胆管がんはすい臓がんの次に生存率の低い、タチの悪いがんです。

女優・川島なお美さんが相談にみえたとき、手術するとがんが暴れやすいことをお話して、僕はラジオ波での治療を勧めました。

その時点で、欧米での胆管がんの治療データが出ていて、手術の成績を上回っていました。

川島さんは、手術を選んで半年で再発して、術後1年半で亡くなりました。術後に家族は「余命1年」と告げられているので、がんを取り切れない状態だったのでしょう。ひそんでいた転移も、手術によって急激に暴れ出したと思われます。

川島さんは、ブランド病院の人間ドックと食事療法にも命を縮められたと、僕は考えます。

高級な人間ドックに行くと、最先端の検査機器がたくさんあり、胆管がんのような見つけにくいがんも「早期発見」されてしまいます。

早く発見するほど手術も早まり、「本物のがん」だった場合は早死にしやすい。

川島さんの胆管がんは早期発見でした。それでも治らないのですから、早期発見は無意味

なのです。検査でがんを見つけ出そうとするのは、命知らずの愚行です。

終末期の激やせも世間を驚かせました。「肉や動物性脂肪、加工食品を摂らない」食生活が公表されていて、川島さんは栄養不足で死を早めたと思います。

がんになったら、正常細胞を丈夫に保つことがなによりの健康法です。動物性たんぱく質や糖質をまずしっかり摂って、少し太った方がいいんです。


手術後、川島さんは抗がん剤治療を拒んで、亡くなる8日前まで舞台に立ち続け、毅然として記者会見を行いました。実にあっぱれでした。

抗がん剤を投与されると髪の毛が抜けたり、手足のしびれや倦怠感などの副作用もよくおきます。抗がん剤を打たなければ、がんの終末期でも頭も体も今までどおりに動いて活躍できる。それを、身をもって世間に示されました。

とりあえず切りましょう、抗がん剤で小さくしましょうと言われて「イヤです」

川島さんとの、やりとりをお伝えします。
川島　毎年受けている人間ドックのＣＴ検査で、肝臓に小さな腫瘍が見つかりました。肝内胆管がん(肝臓内部を胆汁が通る細い管にできるがん)の疑いが強いと言われています。

近藤　手術を強く勧められたんですね。

川島　そうです。担当医に「とりあえず切りましょう」と言われて、「良性かもしれないのにイヤです」と言ったら、「では抗がん剤で小さくしましょう」って。

年内はミュージカルの仕事が入っているので、それもイヤだと言いました。

近藤　画像を見るとこれはやはり胆管がんですね。だとしたら、とてもやっかいです。いま症状がなくても、いずれ体のどこかに転移が出てくる可能性が高い。

それから、手術してもほぼ確実に再発してきます。

放っておいても2、3年は元気でいられるけど、胆管はとても細いから、がんでふさがれやすく、黄疸が出てくる。黄疸は肝機能不全の症状で、死と直結します。

川島　演じる仕事をしているので体に傷をつけたくないし、髪が抜けたりするのも困ります。だから切除手術も抗がん剤治療も、気が進みません。

ただ、肝臓にある、この腫瘍だけはなんとかしたいんです。

▼腫瘍に針を刺して高周波の電流を流し、その熱でがん細胞を焼く

近藤　僕は「ラジオ波焼灼術」を勧めます。腫瘍に直径1㎜ぐらいの針を刺して高周波の電流を流し、その熱でがん細胞を焼く治療法です。

川島　あら、偶然だわ。知り合いの医師がラジオ波治療に詳しくて、明日会うことになっているんです。しっかり話を聞いてきます。

近藤　ラジオ波は周波数の高い電磁波です。手術よりはるかに体への負担が軽いし、1回の治療で100％か、それ近くがんを焼けます。入院期間も手術よりずっと短い。

川島　傷跡はどうですか？

近藤　お腹に針を刺すだけだから、傷はほとんど残りませんよ。

川島　再発の心配は？

近藤　もし転移が隠れているとしても、病巣にメスを入れる切除手術とは違って、焼灼術は焼き切るので、転移が暴れ出すリスクも低いでしょう。

川島　とにかく今は、ミュージカルの仕事を優先したいです。

近藤　考えられる治療法は、4つ。「手術」「ラジオ波焼灼術」「放射線治療」「様子を見る」です。まずラジオ波で焼いて、そのあと様子をみてはいかがでしょう。

川島　ありがとうございます。自分でもいろいろ調べて決めたいと思います。

4

Question

市の検診で肺に4センチぐらいの、がんらしい影が見つかりました。医者に「とりあえず開胸手術で取りましょう」と言われたのですが。

（仮名・山下。男性。76歳）

Answer

手術は不要です。
肺がんを「早期発見・早期治療」した人たちは、
なにもしない人たちより
2割も多く死んでいます。

手術すると間もなく再発して「自分のは本物だった」とわかる。
その時はもう遅い。

肺がんは最も死亡数が多く、タバコを吸わない人もよく罹る

数あるがんの中で死亡数が最も多いのは、肺がんです。男性の死亡数が、特に多い。喫煙のほか、超微粒子の大気汚染物質「PM2・5」が肺の奥に入ることや、アスベスト（石綿）の長期的影響なども考えられ、タバコを吸わないのに肺がんになる人が増えています。タチが悪く、5年生存率はステージ2でも40％台、ステージ4では5％台という低さです。それで「早期発見」しようと検査を受けてしまう。これが命取りになります。

肺がんのCT検診を受けた人たちは死にやすいことが、比較試験ではっきりしています。検診で「早期発見・早期治療」した群と、なにもしなかった群。その死亡数を比較した研究が、イタリアから2つ、デンマークから1つ報告されています。

3つの結果を合わせると、肺がん死亡数は47人vs38人、総死亡数は138人vs107人。検診を受けて治療したグループの方が、死亡数が2割前後も多かったんです。

肺がんが見つかると手術か放射線治療をされた上に、いまはオプジーボ、分子標的薬、抗がん剤などの毒性の高い薬物も次から次に勧められるので、ますます死にやすい。

CT検査で肺に数センチの影が見つかった場合、精密検査に進むと、10人中8〜9人が「がん(悪性腫瘍)」。1〜2人が「良性腫瘍」と言われます。

がんだった場合、転移がなければステージ1。その8割は「がんもどき」で、放っておけばなにもおきません。しかし、検査で見つかると、もれなく治療に追い込まれて命を縮める。

転移のある「本物のがん」ならなおさら、ずっとラクに長生きできます。

自覚症状もないのに突然「開胸手術」と言われてビックリ

自覚症状はなく、CT検査で肺に影が見つかったという、よくあるケースをご紹介します。

山下　ふつうに元気なんですが、市の検診でついエックス線検査を受けたら…。

近藤　ワナにかかりましたね。右肺の下、「下葉」に約4センチの、くっきりした影が見えます。これがボヤッとした「すりガラス状の陰影」だったら、転移する心配はゼロなんだけど。

山下　主治医が言うには、肺結核が自然に治った跡かもしれないけど、とりあえず開胸手術で取ってしまいましょう。場所的、大きさ的に内視鏡手術はムリだからって。

近藤　とりあえず、ですか(苦笑)。胸を切り開いて、ろっ骨をはずして肺を切除する大変な手術で、神経も傷つくから、痛みだけみても後遺症がひどいのに。

山下　なんの自覚症状もないし、タバコを吸ったこともないのに突然「開胸手術だ」と言われてビックリです。手術はなるべく受けたくないです。

近藤　検査するとしたら、組織を取って顕微鏡で見る「気管支鏡（肺カメラ）生検」か、「CTガイド下（CTで確認しながら、胸壁から針を刺す）生検」。これも、どっちも危ない。
　特にCTガイド下生検は患者がゴホンと咳をしたりすると、空気が血管の中に入って、脳や心臓に詰まって即死することも。僕は過去に、医療訴訟の鑑定意見書を2件書きました。

山下　検査で死んじゃったら浮かばれないですね。

近藤　全くね。ともあれ細胞診で「悪性腫瘍」と診断されたら「がん」と確定です。画像でこう見えている場合、10人中8～9人が「がん」。残りは「良性腫瘍」、ただのおできです。

山下　ということは、開胸手術をしたあげく「良性」ってことも、けっこうあるんですね？

近藤　「おめでとう、良性でした」って、外科医は平気な顔で言うんだよ（笑）。

山下　こわいですねえ。「悪性」も、「本物のがん」と「がんもどき」に分かれますよね。

▼肺がんは、ステージ1でも「本物」が2～3割。だから慎重に

近藤　その分かれ道は「転移」です。ほかの臓器に転移が見つかったり、隠れた転移があるのが「本物のがん」。目に見えない1ミリの転移にも、100万個のがん細胞が詰まっています。1カ所に転移があると、ほかにも10か所100か所に最初から転移があるから、手術しても治らない。それどころか、手術で転移が暴れ出して早死にするリスクが高くなります。

山下　転移がどこにもない、隠れた転移もないのが「がんもどき」ってことですね。

近藤　そのとおり。顔つきが悪いから悪性腫瘍とされているけど、性質は良性のおできです。手術後に5年、10年と生きている人は「手術のおかげ」と言うけど、実は「がんもどき」のおかげ。なにもしなくてもずっと生きてたんです。手術は体を傷つける分、損です。

山下　すると私の場合、もう検査も治療も受けない方がいいですね。

近藤　賢明です。肺がんは、あなたみたいなステージ1でも「本物のがん」が2～3割。手術すると間もなく再発して「自分のは本物だった」とわかるけど、そのときはもう遅い。医者の勧めでオプジーボなんかにも手を出して、だいたい3年から5年で亡くなります。

山下　もしも本物の肺がんで、咳や息切れが出てきたら、どうしたらいいですか。

近藤　緩和ケアを受けてください。「抗がん剤はお断わり」とはっきり言ってくださいね。

5

Question

大腸がんの切除手術から2年。
肝臓に直径1センチの転移が
1個見つかり、主治医に
「すぐに手術と抗がん剤治療を
やれば4割治る」と言われています。

（仮名・立花。女性。58歳）

Answer

4割は盛りすぎですが、
大腸がんからの肝転移、肺転移に限り、
治る可能性があります。
手術と治療成績が変わらず、
体への負担がずっと軽い
ラジオ波焼灼術をお勧めします。

治療がムダになることもあるから、ほかの転移状況を見ながら
肝転移を「育てる」手も。

▼40年で大腸がん患者7倍、死亡者数トップの陰に早期発見あり

大腸がんで亡くなる日本人は男女とも増え続けて、20年前の約2倍になっています。特に女性のがん死のトップで、40代から患者が急増。大腸がん患者は40年で7倍にも増えていて、欧米型の食生活、飲酒や喫煙、肥満、運動不足などが原因と考えられています。

検査でよく見つかるようになったのも大きいでしょう。内視鏡、CT、超音波などの技術が進んで、以前より小さい大腸がんがたくさん見つかるようになった。

それで早く治療が始まって、大腸がんで死ぬ人が増えている面もあると思います。

国立がん研究センターはよく「1980年には、大腸がんの抗がん剤はたった1種類でした。この20年でよい新薬が続々と登場して、生存期間が目ざましく伸びました。以前は、切除できない転移が見つかると余命は半年ぐらいだった。90年代後半から急激に延びて、2年以上の延命が可能になった」と、PRしています。

これは単に、がんの転移が早く見つかるようになった分、見かけの生存期間が延びただけ。だから大腸がん死亡数は減らないどころか、増え続けています。

早期治療によって、むしろ抗がん剤の毒性などによる治療死は増えています。

一方、理由は解明されていないのですが「大腸がんはよく肝臓や肺に転移する。この場合に限って、治ることがある」という例外が知られています。

ステントだけで3年以上がんばっている直腸がん患者

ここでは、大腸がん手術のあと肝転移が見つかった患者さんとのやりとりをお伝えします。

立花　2年前に大腸がんの手術を受けて最近、肝臓に直径1センチの転移が見つかりました。

近藤　切ったのはS字結腸。下側のS字部分ですね。当時、腸閉そくはありましたか？

立花　手術後に主治医から「あぶないところだった。腸閉そく寸前でした」と言われました。

近藤　大腸がんの患者さんはよく「すぐ切らないと、腸閉そくや大量出血の恐れがある」とウソを言われて手術に追い込まれるんだけど、ここはあなたの主治医の言葉を信じましょう。

立花　ホンネでは切りたくなくて、ほかの方法はないかなと思っていたんですけど。

近藤　あなたの状態なら、ステント（金属でできた、網状の拡張器）を肛門から挿入する手もありました。3年以上、ステントだけでがんばっている直腸がんの患者さんもいますよ。

直腸を切ると、便をためる場所が小さくなるから少しずつ何回も排便することになったり、周囲の自律神経が切れて、男性は勃起障害になったり。生活の質がガタ落ちなんだ。

立花　ステント、私もトライしたかったです。では手術のあと半年間、抗がん剤治療を受けたことはどう思われますか？　「ティーエスワン」という、口から飲む抗がん剤でした。

近藤　術後の補助化学療法は、どんな薬物も、有効という証拠がいっさい存在しません。

立花　えーっ。主治医は「経口抗がん剤は副作用がわりとマイルド」と言ってたけど、実際はずっと気分が悪くて、下痢もだんだんひどくなって、あんなにつらい思いをしたのに。

近藤　副作用がマイルドでも強くても、抗がん剤が猛毒だということに変わりはないからね。その抗がん剤は、芸能レポーターの梨元勝さんが飲み始めて5日で亡くなっています。

直径3センまではラジオ波で焼けるし、手遅れにはならない

立花　とても勉強になります。そこで、肝心の肝転移をどうするか、なのですが。

近藤　かたまりを作る「固形がん」は、臓器転移が見つかったら基本、治らない。ところが大腸がんは唯一、肺と肝臓への転移に限って治る可能性があるんです。理由はわかってない。

立花　主治医は「手術と抗がん剤治療をすれば4割ぐらい、治る可能性がある」と。

近藤　4割？　それは盛りすぎで、5年生存率が3割以下という病院もよくあるけど、とにかく治る可能性はあります。

立花　ただ、肝臓は血管だらけで腹腔鏡は危険だから、開腹手術になると言われました。

近藤　お腹を大きく切り開くから体を痛めるし、がんが腹膜や肝臓で暴れ出すリスクもある。

僕は「ラジオ波焼灼術」を勧めます。肝臓の転移巣に太さ1ミリ程度の電極を刺して、高周波のラジオ波の熱で、がんを固めてしまう。

立花　治療成績は手術と比べていかがですか？

近藤　生存曲線は、ほぼ同じです。ならば、体を痛めないラジオ波の方がいいでしょう。

立花　転移が暴れ出す前にラジオ波焼灼術を受けた方がいいですね？

近藤　ただ、手術でもラジオ波でも、くり返し肝転移、肺転移が出てくることがあってね。

立花　何度も治療を受けるのは、さすがに気が進みません。

近藤　あなたの場合、直径3センチまではラジオ波で焼けるし、手遅れにはならない。だから、しばらく様子を見る手があります。もしも転移がワーッとでてきたら、緩和ケアに移行する。

立花　わかりました。しばらく肝転移を見守ります。気分がとても軽くなりました！

第 3 章

がんとの共生

1

Question

なぜ、医学が発達しても、がんで死ぬ人は減らないんですか？

Answer

がんは老化現象で
遺伝子は変異しているし、最初から
体じゅうに転移して無限に増える。
人間の手に負えません。
20年後も「がん死」は減らないと、
予測されています。

自然の摂理と考えて「つらい症状だけなだめる」のが、
ラクに長生きする秘訣。

▼男女とも50代以降が「がん年齢」。80代のご遺体を解剖すると9割がんがある

なぜ、がん死は減らないのか。「本物のがん」を医療で治せないのか。

がんが、究極の老化現象だからです。

老化とは、体が成長を終えたあと、体の機能が衰えていくこと。

シワ、シミ、白髪、肩こり、腰痛、老眼、疲れやすい、便秘、高血圧、骨粗しょう症、ボケ…。

年とともに、体の内側にも外側にも、いろいろな劣化がおきますね。

大人になってかかる病気のほとんどは老化現象で、そのうち9割は、医者にかかったからといって治るわけでも、回復が早くなるわけでもありません。


体調をくずしたとき病名がつくと安心で、「年のせい」と言われるとムッとしませんか？

でも、体にだんだんガタがくるのは花が枯れていくのと同じ、自然現象。

それをムリに治療すると、体は不自然で不自由なものになります。

「老化を受け入れてうまくつきあっていく」のが、いちばん理にかなっています。

がんも、正常細胞の遺伝子に傷がつみ重なっておきる老化現象です。男女とも50代以降が「がん年齢」とされ、高齢になるほどがん患者が増える。ほかの病気で亡くなった人のご遺体を解剖すると、50代で約半数、80代になると9割の人の体内から、がんが見つかります。

最終的にはがんで命をしまえるように、体ができているんです。90歳をすぎると積極的な検査や治療をしない人がとても増えて、病名のつかない「老衰死」「自然死」が多くなります。検査したら、ほとんどが「がん死」でしょう。

人類の平均寿命は年々延びていますが、ギネス公認の世界最長寿者はこの20年、118歳で頭打ちです。医療は、人間の最高寿命を延ばすことができていない。これは自然の恵みで、人間が「長生き地獄」に苦しまないように、がんが遺伝子にプログラムされているのだと思います。

82歳までヘビースモーカーでもがんが見つからなかった養老孟司さん

患者さんがよく「お酒も飲まず、タバコも吸わず、食べ物にも気を使って生きてきたのに、なぜ私ががんに？」と嘆かれます。

一方、解剖学者の養老孟司《ようろうたけし》さんは若いときからずっとヘビースモーカーで、対談の仕事でご一緒したときも、常に紫煙をくゆらせていました。

でも、82歳でCT検査を受けたとき、がんはひとつも見つからなかったそうです。

タバコ、放射線、農薬、食品添加物などの発がん性は有名ですが、豆腐を固める「にがり」だって添加物だし、空気中の酸素や日光の紫外線も遺伝子を傷つける。

呼吸するだけでも、食事しただけでも日々、発がんの原因が増えていきます。

また正常細胞の遺伝子にどれだけ傷がついても、がん細胞に変異するかどうかは偶然で別の問題。養老さんのようにがんになりにくい人もいて、ナゾだらけです。

そして「本物のがん」は生まれるとすぐ、無数の転移が体じゅうにひそみ、無限に増えていきます。どれほど医学が進歩しても、がんにはお手上げなんです。

ともかく、60歳すぎて「自分はがんにかかるはずがない」と思うのは、「死ぬはずがない」と思うぐらい能天気です。

▼もしいま、僕自身が進行がんだとわかったら

もしいま、僕自身が進行がんだとわかったら？

そのときの心境は「いよいよきたか。70歳すぎても好きなことに打ちこめて、幸せだった。がんで自然に死ぬのは本望。もし苦痛が出たらラクになる方法を工夫して、がんとうまく折り合いをつけて穏やかに逝けたら最高」だと思うでしょう。

僕は50年近く患者を診てきましたが、自分が病院で検査や診察を受けたのは、ねんざを骨折と間違えたときだけ。うちには血圧計がないので、自分の血圧も知りません。

だから、がんを知るのは自覚症状が出たときです。

「食べ物がのどを通らない（胃がん、食道がん）」「息苦しい、カラ咳が続く、血痰（肺がん）」「かたく腫れた肝臓に手が触れた（肝臓がん・肝転移）」「舌にしこりやただれがある（舌がん）」「血便、大便が出にくい（大腸がん）」「血尿（膀胱がん、腎臓がん、腎盂尿管がん）」「黄疸（肝臓がん・肝転移、胆管がん、すい臓がん）」など。

基本的に放置して、もしも痛い、苦しいと感じたらモルヒネなどの医療用麻薬やステント（拡張器）、放射線、ラジオ波など、なるべく体を痛めずにラクになる方法を工夫します。「がんを無理やり見つけださない。がん治療をしない。つらい症状は、緩和ケアでうまくなだめる」。この「がん放置療法」で平穏に天寿を全うできることを、自ら実証したいです。

2

Question

高齢になったら、
がん治療は
やらない方が
いいんですか？

Answer

年齢を問いませんが、
特に高齢者には、がん治療は危険です。
『大往生したけりゃ医療とかかわるな』の
中村仁一医師は、
有言実行で肺がんを放置して、
自宅で穏やかに旅立たれました。

厚労省は「高齢者に抗がん剤は効かない」と発表。

全身麻酔下の手術でボケたり入院→寝たきりに

よく患者さんから「もう年だから、がん治療はやらない方がいいですか」と聞かれます。年齢に関係なく、がんの9割は放置して痛みだけ抑えたほうがラクに長生きできます。

とりわけ高齢者は、手術や抗がん剤のダメージで命を縮めやすいので要注意。全身麻酔の手術が終わったらボケていた、入院生活から寝たきりに直行…などのトラブルも多発します。僕は「治療を受けるなら、遺書を書いておいた方がいい」と伝えています。

あまり知られていない全身麻酔のこわさについて、触れておきます。

麻酔とは「深く眠らされている」状態? 違うんです。

全身麻酔下では自力呼吸ができなくなり、人工呼吸器が必須になります。

手術が身体にもたらす痛みを抑えこむのと同時に、痛いと感じる意識、呼吸や反射的な動きをコントロールする脳の中枢機能、心臓の血液ポンプ作用、ホルモン分泌など、生きていくために欠かせない体の機能のほとんどが、抑制されたり乱れます。

全身麻酔は「体を仮死状態に近づける医療行為」で、死と隣り合わせということです。

そのため70歳を過ぎて心肺機能が弱っていたり、狭心症や脳梗塞、糖尿病、腎臓病などの持病があると、全身麻酔によって状態が悪化することがある。

また高齢者の場合、麻酔が深く入りすぎて覚醒に時間がかかると、手術後にせん妄（幻覚）やボケが急激に進むという研究データが、いくつも出ています。

がんの手術はほとんど全身麻酔なので、高齢者はこの麻酔リスクだけを考えても、うかつに手術を受けるものではないのです。

抗がん剤を使わないグループの方が、長生きだった

「抗がん剤、高齢患者への効果少なく…政府など調査」。

数年前、テレビや新聞がこのニュースを大きく報じて、驚きが広がりました。

厚労省が行った研究で、国立がん研究センターを受診した70歳以上の高齢患者、約1500人を「抗がん剤治療を中心にしたグループ」と「痛みをやわらげる緩和ケアを、重点的に行ったグループ」に分けて、初診から死亡までの生存期間を比較しました。

すると、肺がん、大腸がん、乳がん末期の高齢患者では、成績に差が出なかった。むしろ肺がんでは「40カ月以上生存した人たちは、抗がん剤治療をしていないグループのみ」「75歳以上で10カ月以上生存した人の割合は、抗がん治療をしていないグループの方が高くて生存期間も長かった」。

つまり「抗がん剤を使わない方が長生きする」、という、常識とは逆の結果が出ていました。

「ホスピスで心を痛めるのは、抗がん剤治療でズタズタの人が多すぎること。いろいろ試しても効かず、衰弱しきってホスピスにくる。副作用で食べ物の味はしない、手足はしびれる、だるくて身の置き場がない。そして間もなく死亡。これほど痛ましいことはないです」。

2500人以上の末期がん患者を診てきた小野寺時夫《おのでらときお》医師が、ため息をついていました。

入院して肺がんの治療をしていたら、私はとうに死んでいたと思いますよ

一方、「(2020年の)年末でアウトの予定だったのに、(21年)3月下旬になってもまだ生きてます。入院して肺がんの治療をしていたら、私はとうに死んでいたと思いますよ」

「そうですね。抗がん剤を次々に打たれて、コロナで身内にも会えなかったでしょうね」

これは『どうせ死ぬなら「がん」がいい』（宝島新書）で対談した、中村仁一《なかむらじんいち》さんと再会したときのやりとりです。肺がん4期と診断されて9カ月目の21年3月末に、僕の著書『最高の死に方』（同）の巻末対談を兼ねて、京都のご自宅を訪問しました。

中村さんは20年、80歳の夏に息切れと肝臓転移から「肺がん4期」と診断されました。普通はすぐ入院です。分子標的薬やオプジーボや抗がん剤をあれこれ投与されて副作用に苦しみ、酸素吸入や点滴などの管をつけられて、病院のベッドで寝たきりでしょう。しかも肺がん4期の患者の半数は、半年以内にバタバタ亡くなる。「余命半年」です。

中村さんは、ベストセラー『大往生したけりゃ医療とかかわるな』（幻冬舎新書）で知られ、老人ホームの診療所長として700人以上の「自然死」も看取った、気骨のある医師です。「自然に任せれば、がんでもラクに穏やかに死ねる」の持論通り自分のがんも放置しました。「うちにいるといちばん自由がききますし、私が主人公でいられて、好きなことを言える」と、ゴホゴホ咳込みつつよく語り、ケーキをおいしそうに平らげて、生命力にあふれていました。それから3カ月、最期の日まで食事も排泄も自力で行って、21年6月に旅立たれました。

無治療で明るく穏やかに、「在宅がん自然死」。僕の究極の理想です。

3

Question

モルヒネは中毒になったり、死を早めるのでは？

Answer

それは誤解です。
痛みのあるがん患者が使うと
中毒にはならず、延命につながります。
フェンタニル、オキシコドンも
同じ医療用麻薬で、
最近よく使われています。

貼るタイプと皮下注射で入れるタイプは
オーバードーズ（過剰摂取）に注意。

自然界が人類に与えた最高の鎮痛薬。モルヒネをしっかり使った方が長生き

痛みに苦しんでいるのに、モルヒネなどの医療用麻薬を「中毒になりそう」「副作用がこわい」「死を早めるのでは?」とこわがって、がまんしている患者さんが多いですね。

安心してください。鎮痛剤の効かないがんの痛みに適切に使う限り、モルヒネで中毒にはならないし、錯乱や幻覚もおきないし、命を縮めることもありません。

モルヒネはケシ（芥子）の実から採った麻薬・アヘンを精製した「オピオイド」と呼ばれる化合物。「自然界が人類に与えた最高の鎮痛薬」と呼ばれて、200年以上も使われています。

モルヒネの仲間にフェンタニル、オキシコドンなどもあって、広く使われています。

マラソンのつらさが途中で快感に変わったり、ケガをしても涙がにじむ痛みは一瞬だったり。そういうとき、私たちの脳には「脳内麻薬」、βエンドルフィンが分泌され、痛みを脳に伝える神経を抑えて、苦痛をやわらげています。

モルヒネも、そのβエンドルフィンと同じ働きをして、つらい痛みを鎮めてくれます。

大切なのは「適量」の見きわめです。それぞれの患者さんの状態に応じた「痛みがピタっ

と消えて副作用がつらくない」、モルヒネの量があります。

副作用は最初のうち吐き気や眠気が出やすく、便秘はずっと続きますが、最近はさまざまな吐き気止めや下剤、対処法が開発されて、しのぎやすくなっています。

モルヒネはアメリカ人661人の比較研究では、むしろ延命に働いていました。

抗がん剤が効かなくなり、モルヒネで痛みを抑えている末期がんの患者を、使用量によって4グループに分けると、最も多めに使ったグループが最も生存率が高いという結果でした。

副作用については、4つのグループの間に差が見られませんでした。

がん治療をやめて、痛みをうまく抑えてゴルフや旅行を楽しむ

痛みと体の状態によって「使い分け」ができるのも、医療用麻薬の利点です。

モルヒネ、フェンタニル、オキシコドンは粉薬、錠剤、徐放剤（ゆっくり長時間効く薬）、内服液、貼付剤、坐剤、注射剤、シリンジ（小型ポンプで持続して少しずつ注入）など、さまざまなタイプが揃い、様子を見ながら組み合わせても大丈夫です。

急な痛み、強い痛みには1時間ごとにくり返し使える「レスキュー」処方もあります。

しかも、使う量に上限がない。「消炎鎮痛剤」と呼ばれる一般の痛み止めは、使えば使うほど「天井効果」と言って、量を増やしても効きにくくなります。

医療用麻薬は「使いすぎると効かなくなる」ことはありません。また痛みに応じて、1日に20㎎から数千㎎以上にまで増量していけるので「いつか効かなくなる」心配もありません。

逆に、やめたいときは少しずつ量を減らしていけばよく、禁断症状は起きません。

よく言われる「モルヒネは最後の手段」とか「大量に使うようになったら死期が近い」というのも誤解です。

緩和ケア医・萬田緑平《まんだりょくへい》さんと『世界一ラクながん治療』（小学館）で対談したとき、「医療用麻薬を初期量（20㎎）の100倍以上も使いながら痛みを上手にコントロールして、ゴルフや旅行を何年も楽しむ患者さんは大勢いる」と聞きました。痛みの有無や強弱と余命は、意外にも関係なく、がん治療をやめて痛みとうまくつきあうと、常識よりはるかに長生きする人が多いそうです。

フェントステープを貼ったまま熱い風呂に入らない

ただしモルヒネの扱いに不慣れな医者、不注意な医者もいるので要注意です。タレントの大橋巨泉《おおはしきょせん》さんは、がんの終末期、自宅での緩和ケアに切り替えてすぐに「急性呼吸不全」で死去。モルヒネ系の鎮痛剤の過剰投与が疑われました。モルヒネ系には、息苦しさをやわらげるために呼吸数を落とす「呼吸抑制」の作用もあるからです。

巨泉さんは、訪問医に「背中の痛みがとれる」と、医療用麻薬を内服薬も貼るタイプも、大量に処方されました。一気に衰えて意識障害がおきたのに減薬してもらえず、病院に戻りますが、回復しなかった。その医師はもともと皮膚科が専門で、ニキビの治療をしていました。緩和ケアに、ほかから参入してくる医師が増えているので気をつけてください。

広く使われているフェントステープ（フェンタニルの貼付剤）には、落とし穴があります。胸や腕に貼って24時間ごとに貼り替えるのですが、貼った場所の温度が上がると吸収スピードが一気に上がり、呼吸が強く抑制されて、そのまま死に至ることもあります。

フェントステープを貼ったまま熱いお風呂やサウナに入ったり、長風呂は禁物です。交換のため、はがしたときに入浴するか、貼ったままなら、ぬるめのお風呂にさっと入ること。

モルヒネ系を口から摂れば、量が過剰なら胃が受けつけないなど異変がわかりやすい。一方、貼るタイプや皮下注射は、血液に直接入って蓄積されやすいので、注意が必要です。

4

Question

がんは最後まで、すごく痛むんですよね？

Answer

いいえ。
モルヒネも効かない耐え難い痛みは、
「がん治療」の痛みです。

手術で神経が傷つき、後遺症で腸が癒着すると最後まで苦しむ。
抗がん剤の副作用も長引く。

がんを根こそぎ取り除こうとするほど、大変なことになる

「がんは最後まで痛む」と思われていますが、放っておくと痛まないことも多いし、痛みが出たとしても、モルヒネや放射線できちんと抑えることができます。

抑えようのない苦痛…ひどい腸閉そく、傷ついた神経のピリピリした痛み、手足のむくみ、麻痺、しびれなどは「がん」ではなく「がん治療」によっておきます。

自分の体の中にがんがあるとわかったら、だれでも「一刻も早く、根こそぎ取り除きたい」と願うでしょう。ただ、その願いはしばしば、体も人生もメチャメチャにします。

たとえば食道にできたがんを切除する場合は、臓器ごと切り取る「全摘」になりやすい。すると、胃や大腸を引き上げて「代用食道」を作って縫い合わせる必要もあり、10時間近い大手術になります。そのため手術直後の死、縫合不全などの合併症のリスクがあります。

後遺症も「こんなはずでは」と、患者さんを嘆かせます。元チェッカーズの高杢禎彦《たかもくよしひこ》さんは、胃がんの全摘＋食道半分切除手術の14年後の講演で「食道と腸を結合し、腸の一部が胃の代わりになっているから、食べ物が一気に小腸に流れこんで苦しい。低血糖もおきやすい。

今も1日5～6回、少しずつよく噛んで食事しています」と、苦労を語っています。

大腸の切除手術をすると、メスで腹膜が傷つき、がんが暴れ出し、腸も部分的にねじれやすいので癒着して、ひどい腸閉塞がおきやすい。最悪、鼻からチューブを入れっぱなしで腸の内容物を吸い出す生活になります。

食道がんや肺がんが「痛む」と言われる原因も手術です。胸を切り開くために、肋骨《ろっこつ》に沿って走る肋間神経も損傷・切断されるからです。

だいたひかるさんの苛酷な抗がん剤治療体験

抗がん剤の副作用も苛酷です。

タレント・だいたひかるさんは区の検診で乳がんが見つかって、乳房全摘、リンパ節切除のあと抗がん剤治療。「二日酔いのような気持ち悪さや食欲不振、倦怠感がつきまとい、体じゅうの関節の痛みが一番つらかった。治療後に閉経のリスクがあると言われた。髪の毛も減り、夫に剃ってもらった」と告白しました。不妊治療のため抗がん剤治療を一時中断。

僕に言わせれば、全摘もリンパ節切除も抗がん剤治療も不要でした。検診は罪作りです。

患者さんに話を聞くと「抗がん剤治療から7年たっても両手がしびれていて、物を握れない」「足指の感覚がなくて転びやすい」など、末梢神経のトラブルが長く続く人も多いです。「抗がん剤の影響でカルシウムの吸収力が落ちて、背中を圧迫骨折」「横になっても起きても気持ちが悪い。もういやだ。早くラクになりたい」……と、痛ましい限りです。

放射線治療は基本、手術と治療成績が変わらず、体へのダメージははるかに少ないです。「高精度放射線治療」や「ピンポイント照射」などの技術も年々進歩して、病巣に集中的に照射できて後遺症がほぼ発生しない線量も割り出されています。子宮がん、肺がん、舌がん、肝臓がん、前立腺がん、直腸がん、膀胱がん、膣がん、皮膚がん、脳腫瘍…と可能性がひろがっています。ただ、線量をかけすぎる医師もいるので、油断は禁物です。

また「放射線治療の先を行く」とＰＲする、自費で３００万円かかる重粒子線治療は別です。理論上は①一定線量で、従来よりずっと多くのがん細胞を殺せる。②重粒子線の線量のピーク部分をがんに重ねて照射することで、後遺症リスクが小さくなる。

しかし現実のメリットは不明で、重い後遺症を抱えやすい。重粒子線治療を受けた口内がんの患者さんが「照射した周辺にがんが再発し、口を開ける筋肉も収縮して数ミリしか開かず、流動食しか食べられない。頬もへこんでしまった」と嘆いていました。

こんなに穏やかに逝けるなら がんは怖くないと思いました

一方、がんを治療しなかった患者さんのご家族からは、「想像していたより、はるかにやすらかな旅立ちで驚いた」というご報告が、よく届きます。

「最期まで苦しむことなく、眠るように息を引き取りました」。

「在宅緩和ケアのおかげか呼吸苦もなく、亡くなる直前まで話ができました」。

「こんなに穏やかに逝けるなら、がんは怖くないと思いました」……。


俳優の緒形拳《おがたけん》さんは、肝臓がんの手術も抗がん剤治療も「仕事ができなくなるから」と拒否。ずっと仕事を続けて、出演ドラマの制作発表の数日後、全く苦しまずに逝ったそうです。

作家の森瑤子《もりようこ》さんはスキルス胃がんを治療せず、ホスピスで最期の3カ月を過ごしました。病室で知人や家族と談笑し、死の間際まで小説を書きました。テレビ司会者の逸見政孝さんが、スキルス胃がんの大手術をして最期まで腸閉塞に七転八倒したのと対照的です。

がんが恐ろしい病気だと思われているのは、がんの治療のせいなのです。

第4章

「〇〇で
がんを予防。
がんが消えていく」
は、全部デタラメ

1

Question

熱いお風呂でしっかり体を温めて体温を上げると、がんは逃げ出しますか？

Answer

「体温を上げればがんが治る」というのは、医学的には一発レッド。実は体温35℃台の人たちが、いちばん長生きです。

高熱で、がん細胞だけ死滅させるのは不可能。

がん細胞は43℃以上の高温で死ぬ。でも、体じゅうのたんぱく質が変性して、命も失う

「どうしたら体温を上げられますか？」「とにかく体を冷やさないように気をつけています」「がんは高温に弱いと聞いて、夏も熱いお風呂に浸かっています」。

がん患者さんが口を揃えて「体温を上げたい」とおっしゃるので、驚きます。がっかりさせて恐れ入りますが、「体温を上げればがんが治る」というのは、医学的には一発レッドです。

確かにがん細胞は高温で死ぬ。ただし、体温を43℃以上に保つ必要があります。すると熱中症になるか、体じゅうのたんぱく質が変性して、人は死んでしまいます。

皮膚にいつもカイロを当てたり、温灸を繰り返して、ヤケドの跡をつくっている患者さんもいます。しかし、熱は一瞬で血液に運び去られ、がんには届きません。

僕は慶應大学病院時代、温熱療法の本格的な器具を導入して、がん治療に取り入れました。全く効かず、体調をくずす人が続出。「こりゃダメだ」と、1年もたたずに放り出しました。

そもそも人間にとって「体温が上がる」のは非常事態なんです。

中学校の理科で「人間は恒温動物」と習いましたね。平時、体温は一定に保たれています。

そして新型コロナ禍でもすっかりおなじみ、ウイルスや細菌などの病原菌が体に侵入すると、体温が上がって「感染」を知らせてくれます。

体温上昇は、体が総力をあげて、病原菌を水際でやっつけようとしているサイン。最前線の闘う兵士、白血球などの免疫細胞が活発に動けるように、体温を上げるんです。

でもそれはあくまで、体の非常事態宣言。

平時に「体温を上げると免疫力が上がる」ことを裏付けるデータはひとつもありません。

なんと、35℃台から体温が上がるほど、死亡率が高くなっていた

それどころか、「体温が低い人たちのほうが、寿命が長い」というデータが出ています。

なんと、平熱35℃台の人たちが、いちばん長生きだったという研究結果です。

対象は、米国ハーバード大学系列病院で定期的に受診していた、18歳以上の外来患者。3万5488人を1年追って最も死亡率が低かったのは、「平熱35℃台」グループでした。

体温が0・149℃高くなるごとに、1年後の死亡率が8・4%ずつ上がっていました。

これとは別の、アメリカの65歳の男性700人を25年追跡した研究でも、世界各国の100歳研究を見わたしても、長生きする人の特徴として「低体温」があがっています。

105歳で亡くなる直前まで活躍した、元聖路加国際病院名誉院長・日野原重明《ひのはらしげあき》さんも、そのひとり。「起床時の体温が、35℃あるかないか」と、100歳の講演で語りました。

新型コロナ関連死者の5倍以上が、お風呂で死んでいる

しかし、がん患者さんの「体温を上げたい」願いは熱烈で、熱いお風呂派が多いですね。ルーツは免疫学者・安保徹《あぼとおる》さんの「がんは低体温が大好き。体温を上げるには入浴が最適。体がポカポカすると血流がよくなり、免疫力が上がって、がんが自然に治る」という説でしょう。免疫の専門家が推す「ポカポカ健康法」は、お風呂好きの国民にとても受けました。

医学データなどの根拠は全くないのに、多くの医者が乗っかって拡散して、いまも「温活」「冷え取り」ビジネスは大繁盛です。

熱いお風呂に長く浸かる人が多いせいか、入浴中に死ぬ日本人は、厚労省の推計によると、年間約1万9千人。新型コロナ関連死者（'20年3412人）の、5倍以上です。

お湯の中では体の熱の逃げ場がなく、「浴室熱中症」になりやすいんです。

とりわけ高齢者が死にやすい。シャワー文化の英国や米国では、「65歳以上の年間の溺死者」は10万人にひとりか2人なのに、日本では19人とケタはずれ。そのほとんどが、湯船で溺れています。

高齢者は体温のコントロール力も、体の異変に気づく力も鈍っているので、体温が一気に上がっても「いい湯だな」とのんびりしていて、気を失って、命を落とすのです。

千葉科学大学の研究では、湯船で体調を崩す高齢者の約8割に、熱中症が疑われています。アンケートによると、42℃以上の高温浴を習慣にしている人が4割。10分以上浸かる人が3割。高温浴は熱中症だけでなく、血液ドロドロ症候群…血液を固まらせる血小板が活性化して血栓ができて、脳梗塞や心筋梗塞も招きます。

血圧も、服を脱いで湯船に入り、温まり、立つたびジェットコースターのように乱高下。

「体温を上げても免疫力は上がらないし、がんは防げない、治らない」「熱いお風呂と長風呂は命取り」「低体温は長寿の体温」と、頭を切り替えましょう。

2

Question

ピロリ菌や
遺伝子の「検査キット」で、
がんを防げますか？

手軽な検査は、病院に呼び寄せるワナ。

Answer

ムリです。

肝心なのは「がん死」「総死亡」の減少ですが、ピロリ菌を見つけて除菌しても命は延びません。

また遺伝子は約2万個もあり、どう検査しても発がんリスクなんてわかりません。

ピロリ菌、大腸がん便潜血…検査は不幸の始まり

「胃がんのほとんどはピロリ菌を除菌すれば防げます」「たった5分で検査完了」。がんなどの早期発見を推進する「予防医療普及協会」が、PRを繰り返しています。「ピロリ菌を除菌すれば、胃がんで死なずにすむ」とカン違いしないでくださいね。

同協会では「知ることで、行動することで、防げる病気があります」とうたって「ピロリ菌」「大腸がん(便潜血)」「ヒトパピローマウイルス(子宮頸がんのリスクとされるウイルス)」などの簡易検査キットを、続々と売り出しています。

ピロリ菌キットは自分の尿を3㎖採る。大腸がんキットは、2日続けて大便を専用棒で少量ずつ採る。ヒトパピローマウイルスキットは膣内に綿棒を挿入して、分泌液を採取する。それを密封して郵送すれば後日、検査結果が送られてきて、ちょっとでも不安要素があると、病院でしっかり検査することになります。

しかし、健康な人が検査でがんを早期発見すると、精神的ショックや無駄な検査・治療で心身を痛める害が大きく、総死亡率は減らない。世界の比較試験で、はっきりしています。

命を延ばせないことがわかっている検査なんて、不幸の始まりでしかありません。

除菌で胃がん死が減った分、食道がんが増えてしまった

とりわけピロリ菌の除菌は害が大きく、韓国の比較試験では除菌した人たちの方が、より多く死んでいます。ピロリ菌を殺すため、２種類の強い抗菌薬を１週間も飲まされるので腸内環境が荒れて、免疫力が落ちるからでしょう。

除菌のせいでひどい大腸炎や肺炎になって、入院したまま亡くなる人もいます。

また中国の比較試験では、除菌群は胃がん死が減った分、食道がん死が増えて、死者の合計は、なにもしない群と同じでした。除菌すると胃酸が増えて逆流し、食道粘膜が「がん化」することが考えられます。除菌群は、他の死因も含めた「総死亡数」も増えています。

日本の比較試験でも、ピロリ菌を除菌した人たちの早期胃がんの発見数は減りましたが、「胃がん死亡数」は、除菌しない人たちと変わりませんでした。

世界最大規模の医療データベース「コクラン・ライブラリー」の評価も、「ピロリ菌除菌が、胃がんによる死亡者数、原因を問わない全死亡数に影響したかどうかは不明」でした。

なのに、一度除菌すると「除菌に成功しても再感染や胃がんのリスクはゼロではないので、年に一度、胃カメラ検査を」と、一生、病院に通わされることになります。

大腸がんの便潜血検査も、ヒトパピローマウイルス検査も同様です。

効果は、1000人単位の人がまじめに10年以上検査を受け続けて、がん死をひとり減らせるかどうか。過剰な治療のデメリットははかり知れません。

検査キットは、健康な人を病院におびき寄せるワナなんです。

唾液を郵送すれば、がんリスクがわかる？「遺伝子検査キット」のデタラメ

あなたの唾液を容器に入れて、同意書と一緒に郵送するだけで、体質から、どういうがんにかかりやすいかまでわかります…。

遺伝子検査キットビジネスも人気を呼んで、ネットで検索すると何百とヒットします。

採血しなくても、唾液の中に含まれる白血球で遺伝子を調べられるという触れ込み。

350項目以上の遺伝子検査がほぼ3万円台。がんその他の病気、アルコール代謝、肥満や薄毛などの体質、学習能力、運動能力から性格までわかる、などと宣伝しています。

まず「わかってどうする」という問題がありますね。がんなどの病気を遠ざける心得は、「バランスよく食べて、よく動き、よく寝る。禁煙。アルコールは適量」に尽きます。タバコも吸わないのに「肺がんのリスクが高い」と言われても、対策のしようがありません。

そして「検査結果は信じられるのか」。

会社によって結果が全く違うという話をよく聞きます。それも当然で、この遺伝子キット商法は全くデタラメです。

なぜなら人間の遺伝子の数は約2万個もあり、細胞の中で働くのは、遺伝子を設計図とするたんぱく質です。その種類は推定5～10万。あまりに多すぎて、たんぱく質の正確な数やそれぞれの働きは、よくわかっていません。しかも、相互に作用して複雑に働きます。

つまり遺伝子もたんぱく質も、単一の働き、相互作用とも、わからないことだらけです。たとえば正常細胞ががん細胞に変わるとき、数十の遺伝子の変異がかかわると考えられます。でも、2万個の遺伝子がどう変異し、どう組み合わさってがん細胞が生まれるかは解明されていなくて、今のところ「偶然」としか言いようがありません。

遺伝子検査キットの実体は、高いお金をとって全く当たらない占いキットです。

3

Question

がんが消えていく
食べ物って、
本当にありますか？

Answer

医学的に証明された
「がんが消える○○」は存在しません。
がんは、なにもしなくても、
よく消えます。
理由は不明です。

大事なのは、栄養のバランスと「やせない」こと。

遺伝子が変異したがん細胞を、食品成分でもとに戻すのはムリ

「がんが消える」という言葉は、患者さんやご家族の大きな希望です。

とりわけ、身近な食べ物や飲み物で「がんが消えていく、消えた」と医者たちが主張していると、思わず身を乗り出してしまいますね。

でも、その内容を見ると、糖質の多い野菜ジュース・スープもあれば糖質を摂らない食事もあって、全くバラバラです。

がんが消えることが医学的に証明された食事法はなく、ほかの療法も含めて「○○でがんにならない、がんが消える、治る」ということは、現実にはありえません。

がんは、正常細胞の遺伝子が変異して生まれる「遺伝子の病気」です。変異して分子の配列が変わった遺伝子を、食品成分で元に戻すのはムリです。

僕は医者を50年近くやってきて、がんの成長がパタッと止まったり、急に小さくなったり、消えた例をたくさん見てきました。

たとえばＴＢＳ系「金スマＳＰ」に出演した僕の患者さんは「進行性の胃がん、早期胃が

ん、食道がん2か所」を5カ月放置。番組の画像では、食道がんが消えていました。転移したがんも消えることがあります。大腸がん放置、腎臓がん放置患者さんでそれぞれの肺転移が、いつの間にか消えていました。

また上皮内にとどまる0期の子宮頸がんは「がんもどき」で、ほっとくと消えてしまいます。

がんはよく消えるんです。

患者さんの食事や生活習慣などに共通項はなく、なぜ消えるのかは不明です。

野菜をたっぷり食べても がんの予防効果は「不明」

では食べ物で、がんのリスクは減らせるでしょうか。

アメリカ政府が発表している「がん予防効果の高い野菜のピラミッド」というのがあり、最も予防効果の高い野菜として、にんにく、キャベツ、大豆、にんじんなどが挙がっています。

でも、大豆のイソフラボン（ポリフェノール成分）を大量に摂ると、乳がんになるリスクが上がるという研究報告があります。

にんじんに豊富なβカロテンも、喫煙者が大量に摂った研究では肺がんが増えました。

健康のために、野菜をたっぷり食べなさいと、子どものころからさんざん言われましたね。厚労省は1日に350g、両手の平に3杯分もの野菜を摂ることを推奨していますが、「野菜や果物を多く摂れば、がんのリスクが低下するかどうかは不明。食道がん、胃がん、肺がんでは低下が期待されるが、喫煙や飲酒との関連も強く、明確な結論は出ていない」と発表。

また、健康食品についても「抗がん効果は、あくまで〝可能性がある〟という認識」と。可能性や期待は何にでもありますから、結局、食べ物の抗がん効果は「不明」なんです。

サプリ大国のアメリカでは、ジョン・ホプキンス大学などが45万人分の調査データをまとめて「ビタミンやミネラルのサプリを摂るのは、お金のムダ。健康への長期的なメリットを示す証拠はない。もう十分だ」と発表しています。

丈夫な正常細胞こそ、がんの防波堤。バランスよく食べて、強度を高めよう

食事で、がんになるリスクを下げたい。いまあるがんが暴れるのを防ぎたい。

そう願うなら、肉、牛乳、卵などの動物性たんぱく質も、糖質も、脂質も、バランスよく

しっかり食べることです。僕は「がんになったら少し太ってください」と言っています。がんは正常細胞をかき分けて増殖するので、細胞や組織を強くして、つけ入るすきを与えないこと…体の「抵抗力」が、最強の防波堤になるからです。

抵抗力とは、体をつくっている組織のタフネス、頑丈さです。個々の細胞が丈夫なら、細胞の集まりである組織の強度も高まり、がん細胞の侵入や増殖をある程度、抑えこめます。

ここで重要な役割を果たすのがコレステロール。ワルモノ扱いは不当で、正常細胞の膜を形成し、細胞や組織のタフネスを支える立役者です。やせるとコレステロールが減って抵抗力が落ちて、がんが爆発的に増殖することがあります。

実際、コレステロール血症の患者4万人に薬を飲ませてコレステロール値を下げたデータでは、値が最も下がったグループで、がんなどの死亡率が最も高くなっていました。

コレステロールは脂質の一種で、食品では肉、魚、牛乳、卵に多く含まれています。

また、糖質はグリコーゲンとして筋肉に貯えられ、体力のもとになります。

「砂糖はがんのエサになる」「がんになったら肉と牛乳は避けた方がいい」「栄養を摂らないでがんを兵糧攻めに」…すべてウソです。バランスよく食べてください。

4

Question

たばこと同じように、アルコールやコーヒーもがんの原因になりますか？

Answer

飲酒の影響が疑われているのは肝臓がん、咽頭がん、食道がん、乳がん、大腸がんです。

たばこ＋アルコールは命取り。

コーヒーは「発がん性無罪」です。


大酒飲みは、アルコール性肝硬変から肝臓がんに進行しやすい。

女性は男性より少ない酒量で肝硬変になるので気をつけて。

▼適量のアルコールは寿命を伸ばす。過ぎたるはがんを招く

たばことアルコールは紀元前から、コーヒーもおよそ千年前から、世界中の人々のストレスをやわらげてきた、人類の古典的な嗜好品です。

たばこは「無煙たばこ」も含めて、がんとの因果関係がはっきりしています。主流煙、副流煙、無煙たばこに含まれる発がん性が疑われる化学物質は50以上。吸い込んだ化学物質が通るのど（喉頭、咽頭）や肺にがんができやすく、体内に吸収された発がん性物質も、血液にのって全身に回ります。

一方アルコールは、ほどほどの量なら寿命を延ばしてくれそうです。

「適度に飲酒する人は飲まない人に比べて、心筋梗塞や脳卒中での死亡率が低い。アルコールで血管がしなやかになり、血液が固まりにくくなると考えられる。ただ、量が過ぎればがんを招く」と、国立がん研究センターが発表しています。

「適度の飲酒」の目安は1日あたりビールなら大びん1本、ワインなら2杯、日本酒なら1

合、焼酎なら1合の2／3、ウイスキーならダブル1杯ぐらいまで。

同センターは全国の40～59歳の男女約7万3千人を10年、追跡調査しました。当初、男性の70%、女性の12%が「ほぼ毎日」飲酒していました。

男性では日本酒1日平均2合未満なら、「毎日」でも「ときどき」でも、がん全体の発生率は変わらず。1日平均3合以上のグループでは、1・6倍に上がりました。

飲んだお酒がまず通過する口腔、のど、食道。アルコールを分解する肝臓。そして大腸がんなどのリスクが高まるようです。

勝新も勘三郎もたかじんも、「タバコ＋アルコール」でがん死

女性は毎日飲む人が少ないせいか、この調査では明らかな傾向はみられませんでしたが「女性のほうが男性よりも体質的に飲酒の影響を受けやすく、より少ない量でがんになるリスクが高い」という報告もあります。アルコール性肝硬変にも要注意です。

男性は1日5合×15年で2割弱が肝硬変になり、肝臓がんに進行しやすい。女性は1日3合程度でも、男性より短期間で肝硬変になる人が多いんです。

また、喫煙＋飲酒は命取りです。

同センターの男性2万人調査で、喫煙者の場合、時々飲酒する人に比べて、毎日約2合飲む人は2・7倍、約4合の人は3・6倍も、がん死亡率が高かったんです。

俳優・勝新《かつしん》太郎《たろう》さん（下咽頭がん）、歌舞伎役者の18代目・中村勘三郎さん、漫画家・赤塚《あかつか》不二夫《ふじお》さん、タレントのやしきたかじんさん、（ともに食道がん）など、「大酒飲みのヘビースモーカー」だった多くの有名人が、のどや食道のがんで死去しています。

原因として「アルコール分解酵素が、たばこの発がん物質を活性化させる」「発がん物質がアルコールに溶けて体内に浸透しやすくなる」などが考えられています。

▼日米の大規模調査で「コーヒー好きは肝臓がん、大腸がんが少ない」

では、コーヒーは？　発がん物質が検出されていないだけでなく、数ある飲み物の中で「がんを遠ざける可能性が高い」という論文が最も数多く発表されています。

日米の大規模調査の結果は「コーヒー好きは肝臓がん、大腸がんが少ない」。

２０１６年、ＷＨＯ（世界保健機関）は「コーヒーについての、25年にわたる千以上の論文を再調査した。コーヒーに発がん性は認められず、むしろ20以上のがんのリスクを減らすことが期待できる」と発表しました。

日本の国立がん研究センターは、全国の40～69歳の男女約9万人に、生活習慣の質問の一環で「コーヒーや緑茶を1日どれくらい飲むか」をヒヤリング。

その後の体調を約19年追いました。その間に亡くなったのは、約1万3千人。

「コーヒーを1日3～4杯飲む人は、ほとんど飲まない人より死亡リスクが24％低い」「1日に5杯以上コーヒーを飲む人の肝臓がん発症率は、飲まない人の4分の1。抗炎症成分などがC型肝炎の進行を抑え、肝臓がんへの移行を食い止めると考えられる」。

また、岐阜大学グループが行った、住民3万人の大規模調査「高山スタディ」では、大腸がんリスクを減らすコーヒーの効果が、女性で強く出ました。

海外では、北イスラエルの大腸がんの男女5100人以上と、大腸がんにかかったことのない男女4000人の食習慣、運動量、喫煙の有無などを比較した研究があります。

「エスプレッソ、インスタントコーヒー、ノンカフェインなど、どんな種類のコーヒーでも、1日に2・5杯以上飲む人は、飲まない人よりも大腸がんのリスクが50％減少」。

僕自身も、研究や外来の合間によく、コーヒーで頭をリフレッシュしています。

がんに逆襲されないための
【ドクター近藤ルール30】

1
「治療しない」という選択は、
最良の延命策である。
「本物のがん」は特に。

2
病院は危険な場所である。
近づかないように。
利用するなら、
なるべく期間を短くしなさい。

3
健康なのに「がん」を
検査で見つける意味はない。
見つかるのは「がんもどき」。

4
ガマンできて、
どうしていいかわからないときは、
何もしないに限る。

5
時間は最高の診断医、
最高のクスリである。
様子をみなさい。

6
乳房の「石灰化」、
肺の「ぼんやりした影」、
PSA発見がんと
子宮頸がん0期、
胃の粘膜がん、
大腸ポリープ…
ぜんぶ「がんもどき」。

7
手術すると、がんが暴れる。

8
多くの抗がん剤を用いるということは、
そのどれもが有効でないということ。

9
がん患者は、
がんでは死なない。
治療で死ぬか、
栄養失調で死ぬ。

10
自分自身のフィーリング…
五感と直感を信じなさい。

11
がんの手術や抗がん剤治療で
延命したという証拠はない。

12
手術より放射線、
ラジオ波、ステント術の方が
はるかに体を痛めず、
治療成績は同じ。

13
「治療しないと余命〇カ月」は、
根拠のない脅し。

14
脅す医者には、
やましいことがある。

15
不幸なことに、医者は「治療する」ことしか教えられていない。回復させる教育でなく、患者が検査や治療漬けになる教育を受けている。

16
大人の病気は、がんも含めて9割が「老化現象」。医療やクスリでは治せない。

17
高齢者のほとんどは、クスリを全部やめると体調が良くなる。

18
大学病院は「よい治療」でなく「よい人体実験」を受けられる施設。

19
外科医にとって、大手術ほどやりがいがある。

20
手術は「危害」であり、体にとって大ケガである。

21
抗がん剤の副作用とは「毒性」である。

22
成績がいい抗がん剤のデータは、製薬会社がまとめている。

23
可能ならすべてのクスリを中止せよ。
それが不可能なら、最小限にせよ。

24
すべてのクスリの副作用は、
全身に及ぶ。

25
服用を中止して
体調が悪くなるような
クスリは、ほんのわずか。

26
痛みはガマンしない。
アセトアミノフェンが効かなければ、
医療用麻薬に移行する。

27
がんで痛むとき、
モルヒネ系で
中毒はおきない。

28
やせすぎも
太りすぎも、
がんを招く。

29
「がんが消えていく」
「がんを防ぐ、治す」
という療法は全部でたらめ。

30
バランスよく食べて、
よく動き、よく眠る。
禁煙と節酒。
健康法はここに尽きる。

近藤誠（こんどう・まこと）

1948年生まれ。73年、慶應義塾大学医学部卒業。76年、同医学部放射線科に入局。83年～2014年、同医学部講師。12年「乳房温存療法のパイオニアとして、抗がん剤の毒性、拡大手術の危険性など、がん治療における先駆的な意見を一般の人にもわかりやすく発表し、啓蒙を続けてきた功績」により「第60回菊池寛賞」を受賞。13年、東京・渋谷に「近藤誠がん研究所・セカンドオピニオン外来」（https://kondo-makoto.com/）を開設し、8年間で1万人の相談に応えている。著書に、『がん治療に殺された人、放置して生きのびた人』（エクスナレッジ）をはじめ、ミリオンセラーとなった『医者に殺されない47の心得』（アスコム）、『患者よ、がんと闘うな』、『がん放置療法のすすめ』（ともに文藝春秋）ほか多数。

近藤誠がん研究所
電話：03-3478-1823

がんの逆襲

2021年7月13日　初版第1刷発行
2022年8月31日　　　第4刷発行

著　者　近藤 誠
発行者　澤井聖一
発行所　株式会社エクスナレッジ
〒106-0032　東京都港区六本木7-2-26
https://www.xknowledge.co.jp/
問合先　編集　TEL.03-3403-6796
FAX.03-3403-0582
info@xknowledge.co.jp
販売　TEL.03-3403-1321
FAX.03-3403-1829